Le code

par

Eric Falstrault

ISBN: 1534854924
ISBN-13: 978-1534854925

DÉDICACE

Pour Cristina, Matthew, Emily. ma vie, mes amours.

Merci à mon mentor Charles Poliquin pour tes précieux conseils. Stephen, mon Sensei et grand frère, emporté trop tôt par le cancer, ce livre est en ta mémoire.

TABLE DES MATIÈRES

REMERCIEMENT

Design page couverture: Jérémie Lacasse

Éditrice: Élisa-Line Montigny

Mathieu Bouchard

Mes entraîneurs : Anthony Campbell, Anthony Spinello, Tania Di Tomasso, Maude Forest

Merci à tous mes clients et ami(e)s

CHAPITRE 1
MODE DE VIE

Vos habitudes vous cassent ou vous aident, ça a toujours été le cas. Toutefois, changer ses habitudes exige un effort incroyable et une préparation mentale hors pair. C'est tout un défi les premiers jours ou semaines, mais ça met au défi physiquement, car certains symptômes dont vous ignorez le pourquoi du comment vous mettront des bâtons dans les roues. Ce livre a pour but de vous montrer le pourquoi, comment et quoi faire pour changer et incorporer de meilleures habitudes de vie.

Comme à tout début d'année, plusieurs personnes font la résolution de changer une douzaine de mauvaises habitudes quand ils ont de la misère à n'en changer qu'une seule.

Essayer de changer plusieurs habitudes d'un seul coup est voué à l'échec. La croyance populaire qu'il faut 21 jours pour changer une habitude n'est qu'un mythe. Ce mythe débuta dans les années 50 lorsque le docteur Maxwell Maltz, réputé plasticien affirma que ses patients, chirurgie plastique du nez par exemple, prenaient environ 21 jours avant de se reconnaître dans le miroir. Comme ceux qui eurent une jambe ou un bras amputé eurent une sensation de membre « fantôme » pendant 21 jours. Le docteur Maltz écrivait ses mémoires et expériences et indiqua que de nombreux autres phénomènes fréquemment observés tendent à montrer qu'il exige un minimum de 21 jours pour une vieille image mentale à se dissoudre et conserver la nouvelle. Le docteur Maltz publia un livre intitulé *Psycho-Cybernetics*, devenue un succès retentissant avec plus de 30 millions d'exemplaires.

Le problème est qu'il a influencé certains penseurs des temps modernes, allant de Zig Ziglar à Tony Robbins. Comme le jeu du téléphone le veut, sa citation « un minimum de 21 jours » est vite devenue « cela prend 21 jours pour former une nouvelle habitude ». Voilà comment notre société a répandu le mythe des 21 jours. Ce court laps de temps est devenu très inspirant, car qui n'aimerait pas changer quelques mauvaises habitudes en seulement 21 jours?

Dans *The Journal of social Psychology*, Phillippa Lally et son équipe de chercheurs du University College London, ont essayé de déterminer combien de temps il faut vraiment pour changer une habitude. L'étude[i] démontra qu'une habitude est inculquée après plus de 2 mois, 66 jours pour être exact. De plus, la vitesse à laquelle nous développons et possiblement gardons une habitude varie grandement d'un individu à l'autre. Dans cette étude, il a fallu entre 18 jours à 254 jours aux sujets pour former une nouvelle habitude. Heureusement, Lally détermina aussi que manquer une occasion de former cette nouvelle habitude en cours de route n'affecterait pas vos chances de réussite à long terme. En d'autres mots, commettre des erreurs ici et là ne vous fera pas planter avant le fil d'arrivée.

Alors, comme vous pouvez le voir, essayer de changer tout d'un coup est voué à l'échec. La clé est de rester simple, une chose à la fois avec un peu (ou beaucoup) de patience. D'après mon expérience à changer mainte fois les habitudes de gens de différentes sphères de vie, ce que personne n'arrive à reconnaître est le fait qu'une habitude en engendre une autre ou est souvent le fruit de plusieurs autres habitudes.

Par exemple, vous essayez d'arrêter la petite tablette de chocolat en milieu d'après-midi. À court terme, c'est possible, mais pour faciliter la tâche, vous devriez peut-être essayer de comprendre pourquoi vous avez besoin de cette petite sucrerie en milieu d'après-midi.

Après arrêter de fumer, la collation de fin de soirée est l'habitude la plus commune que tout le monde aimerait bien arrêter. La plupart des gens sont conscients que c'est une habitude très destructrice et mauvaise pour la santé, surtout s'ils désirent perdre du poids. Mais pourquoi est-ce si dur d'arrêter? La volonté y joue un rôle très important, mais peut-être qu'il existe une façon d'arrêter ou de contrôler la faim avant de se coucher? Ce n'est pas aussi facile que ça le semble, mais reconnaître les signes avant-coureurs qui stimulent cette faim tardive vous aiderait sûrement à contrôler et même éliminer cette mauvaise habitude.

J'ai toujours trouvé que changer une habitude est presque comme faire 3 séries de 10 sur les squats. Plus vous en faites, plus vous pouvez ajouter du poids. La première série est la plus facile, l'adaptation s'implante, mais les deuxième et troisième séries sont les plus dures. Changer une habitude est sensiblement la même chose. La première fois que vous essayez, tout va bien jusqu'à ce que vous frappiez un mur.

Au deuxième essai, vous savez à quoi vous attendre, méfiance incluse. Vous avez deux options, briser le soi-disant mur ou, encore une fois, laisser tomber une fois acculé au pied du mur.

La majorité laissera tomber. Pourquoi? Essayer de changer nos habitudes est épuisant. Mais il ne faut pas confondre paresse et épuisement lorsque vient le temps de prendre les choses en main et d'agir. Vous épuiserez vos réserves de discipline et de motivation. Lorsque la motivation n'y est plus, vous épuiserez vos réserves de muscles « mentaux » nécessaires à la créativité et à la concentration, mais surtout, vous épuiserez toutes vos ressources et muscles nécessaires à la formation de cette nouvelle habitude.

Après plus de 20 ans à aider les gens à essayer de changer leurs mauvaises habitudes, je n'ai toujours pas réussi à mettre le doigt sur les raisons pour lesquelles les gens ne peuvent mettre le pied par terre et prendre le contrôle de leur vie, comme ils le désirent. Peut-être est-ce parce qu'ils sont prêts à se contenter du minimum par peur de ne pas réussir? Il faut être prêt à faire certains sacrifices pour obtenir une santé et une forme optimale comme s'entraîner et manger sainement. Travailler dans un domaine qui nous passionne au lieu de travailler pour la sécurité, pour le bien matériel et l'amour de l'argent.

Puisque vous avez pris ce livre et voulez en savoir plus, vous êtes prêt à passer à la prochaine étape. Les prochaines leçons, prises d'anciens guerriers, sont la base du code et à mon avis, la quintessence d'une existence accomplie d'un esprit sain dans un corps sain.

Les guerriers en sont 24 heures sur 24, 7 jours semaines. Ils suivent la voie du samurai, le Bushido[1]. Pratiquant les principes de sincérité, d'altruisme, de créativité, de multiples formes d'arts martiaux et prêts à mourir à tout moment pour la cause. Voici ce que le travail de

---

[1] " Bushido" qui veut littéralement dire "la voie du samurai", est un terme moderne plutôt qu'historique. LA voie elle même provient des valeurs morales de samouraïs, soulignant le plus souvent une combinaison de frugalité, loyauté, la maîtrise des arts martiaux, et l'honneur jusqu'à la mort. Né de néoconfucianisme en temps de paix dans le Japon des Tokugawa et suivants textes confucéens,Bushido a également été influencée par le shinto et le bouddhisme zen, permettant l'existence violente des samouraïs pour être adoucie par la sagesse, le discernement, la philosophie, et la sérénité.

Hagakure[2] mit en évidence. Je suis tombé sur une lecture similaire à Hagakure et pratiquement de la même époque. La différence étant qu'au lieu de ne pas valoriser la vie d'un samurai, l'auteur mit beaucoup l'accent sur la santé, la force physique et mentale du guerrier. Kaibara Ekken[3], un fin physicien samurai avec influences bouddhistes, a pris une approche différente. Il a compris que les aspects physique, mental et spirituel des grands guerriers sont tous interconnectés, unis et forment un ensemble. Il examina tout, allant de la nutrition aux pratiques sexuelles, au maintien de la forme et de l'endurance de tout âge, l'excès, la retenue, leurs habitudes de vie et bien plus.

Le principe de base d'Ekken est que nous avons tous la capacité de vivre jusqu'à 100 ans. Ce que nous faisons pendant toutes ces années dictera si nous serons capables de vivre pour célébrer notre 100e anniversaire. Ses façons de nourrir la vie sont à ce jour, encore très respectées, et ce, même après 300 ans. Je vous suggère fortement de lire son ouvrage intitulé Yojokun, *Life Lessons from a Samurai*. Ces leçons ne sont pas uniquement pour les anciens samurais. Ces habitudes forgeront un corps et une santé d'enfer et auront un impact remarquable et extrêmement positif sur vos journées. Voici quelques leçons tirées de son ouvrage avec lesquelles vous pouvez commencer à travailler.

Leçon n° 1

Mangez en fonction de préserver la vie. Les aliments et les boissons nourrissent la vie. Pour cette raison, vous devez considérer l'acte de vous nourrir comme un supplément à la vie qui ne devrait pas être

---

[2] Guide pratique et spirituel pour un guerrier , tirée d'un recueil de commentaires par le samouraï Yamamoto Tsunetomo , ancien retenue à nabeshima mitsushige , le troisième souverain de ce qui est maintenant préfecture de Saga au Japon . Tsuramoto Tashiro a compilé ces commentaires de ses conversations avec Tsunetomo 1709-1716 ; cependant, il n'a été publié que bien des années après. Hagakure est souvent vue comme " façon de mourir " ou de vivre comme si on était déjà mort, et qu'un samouraï doit être prêt à mourir à tout moment afin d'être fidèle à son seigneur. Son disant « la voie du guerrier est mort » a été d'une sommation de la volonté de sacrifier ce bushido codifiée.

[3] Issu d'une famille de conseillers des daimyo du domaine de Fukuoka dans la province de Chikuzen (actuelle préfecture de Fukuoka), Kaibara accompagne son père à Edo en 1648 puis est envoyé à Nagasaki pour étudier la science occidentale un an plus tard. Sur l'insistance de son père, il continue ses études en tant que rônin de 1650 à 1656.

négligé ou abusé. L'estomac et la rate reçoivent les nutriments qui, à leur tour, envoient le liquide aux organes et aux viscères, comme le gazon et les arbres poussent par le Qi de la terre.

En d'autres mots, prendre soin de votre estomac et prêter attention à ce que vous lui donnez est de la plus grande importance pour prendre soin du corps. Les ancêtres limitaient toujours ce qu'ils mangeaient pour éviter les excès ce qui déstabilise les hormones et les milliers réactions chimiques qui s'occupent d'atteindre un équilibre dans le corps, un fonctionnement optimal.

Personne n'a jamais mangé par accident. Les anciens le disaient souvent : « La maladie entre par la bouche et les désastres en sortes ». Ce que vous mangez et buvez doit étancher la soif et apaiser la faim. Une fois ces deux buts accomplis, vous devez arrêter. Contrôlez-vous et fixez-vous des limites.

Leçon n° 2

Soyez reconnaissant. La gratitude est l'opposé de la cupidité et de l'envie, guérit la colère et le ressentiment, encourage le sens du contentement et favorise la modération, la retenue et l'équilibre. Une santé optimale est ce que vous méritez et ce que vous devez à votre entourage. Soyez reconnaissant de vos parents et la nature même qui vous donnent tout ce dont vous avez besoin pour rester en vie. Négliger votre santé est de la plus haute ingratitude envers la société et vos parents qui vous éduquent et vous appuient.

Leçon n° 3

Un des premiers principes de Yojokun est d'éviter la surexposition aux éléments ou circonstance qui pourraient endommager votre corps. Il existe deux catégories, les désirs internes et les influences externes. Les désirs internes inclus les aliments, les boissons, le sexe, le sommeil, trop parler ainsi que les sept émotions comme la joie, la haine, anxiété, le désire ardent, la peine, la peur et l'étonnement.

Les influences externes négatives sont les 4 dispositions de la nature : le vent, le froid, la chaleur et l'humidité. Être capable de contrôler ses désirs internes est le vrai fondement de la façon de nourrir la vie. Avec une fondation solide, votre force augmentera continuellement et vous serez capable de repousser les influences externes. Cependant, un manque d'attention envers vos désirs affaiblira votre santé et vous laissera sensible aux influences externes.

Les éléments essentiels pour nourrir votre Qi[4,ii] sont;

- Éliminer la haine et le désir.

- Diminuer le chagrin et la nostalgie.

- Ne troublez jamais l'esprit ou le Qi.

- Ne dormez jamais trop. Le Qi ne circule pas très bien en position horizontale pour des périodes prolongées.

- N'allez jamais au lit le ventre plein.

- Ne mangez jamais jusqu'à être saturé. Établissez des limites.

-Ne restez jamais assis, allongé ou debout trop longtemps. Bougez pour faire bouger le Qi.

Leçon n° 4

Un vieux dicton dit : « Le sage traite avant d'être malade ». **Un peu de prévention aide à prévenir complètement la maladie.** Sun Tzu[5] a dit :

---

[4] La notion du *qi* évolue simultanément sur trois plans ; celui des êtres vivants, celui de la structure de l'univers et celui de la spiritualité. Par extension, la notion s'utilise aussi pour rendre compte d'un effet d'harmonie, qu'il soit artistique, architectural ou corporel. L'interprétation du *qi* en terme d'énergie reste propre à l'Occident, car elle n'apparait jamais dans les textes chinois qui en restent, eux, à l'idée d'un souffle ou d'une essence. Dans cette approche spirituelle, le *qi* est à l'origine de l'univers et relie les êtres et les choses entre eux : « nous ne possédons pas le chi, nous sommes le chi !6 » Il circule à l'intérieur du corps par des méridiens qui se recoupent tous dans le « centre des énergies » appelé « champ du cinabre », *tanden* au Japon et *dāntián* en Chine. Il est présent dans toutes les manifestations de la nature.

[5] Auteur de l'ouvrage de stratégie militaire: *L'Art de la guerre.* L'idée principale de son

« Un homme qui utilise son armée efficacement n'accomplira d'actes méritoires exceptionnels. » Autrement dit, en utilisant vos ressources adéquatement, vous éviterez de grandes et dangereuses batailles. Il cita aussi que les anciens, habiles à vaincre l'ennemi, étaient aussi ceux qui auraient vaincu les plus facilement vaincus en utilisant et maximisant les techniques de guerres les plus efficaces, souvent avant même de mettre un pied sur le champ de bataille.

C'est exactement de cette façon que l'on devrait utiliser les principes de Yojokun, s'engager à être victorieux (en santé) avant même que la bataille commence (maladie).

Leçon n° 5

Une journée à la fois est la règle d'or. Soyez attentif au moment présent. Vivez et expérimentez une journée à la fois. En usant du bon sens du matin au soir, vous ne commettrez d'erreur, subirez aucun dommage ou peu, et causerez aucun désastre dans votre temps de vie. Vivez pour cette journée, elle vous prépare pour la prochaine.

Sortons de l'ancienne mentalité et retournons à notre génération...

Il vient un temps dans notre vie lorsque l'on a le goût soudain de ce prouver. Un petit retour à la réalité et c'est à ce moment que la question ultime survient, Qu'arriverait-il si? Que serait-il arrivé si? Un peu comme le film avec Nicholas Cage « Family Man » où il se retrouve dans un monde parallèle. Un mode ou toutes les options qu'il aurait souhaitées seraient réalité avec conséquence à l'appui, qu'il vécut au moment présent.

Je peux vous affirmer avec certitude que j'adore ma vie, ma femme, mes enfants, mon entreprise, mais pourquoi semble-t-il que ce ne soit jamais assez? À vrai dire, j'ai échoué maintes fois dans plusieurs projets. J'étais propriétaire d'un centre privé ou nous avions toutes les chances de réussir, mais nous avons échoué.

œuvre est que l'objectif de la guerre est de contraindre l'ennemi à abandonner la lutte, y compris sans combat, grâce à la ruse, l'espionnage et une grande mobilité : il s'agit donc de s'adapter à la stratégie de l'adversaire pour s'assurer la victoire à moindre cout.

Même si je ne peux blâmer les autres, dans ce cas-ci, c'en était la cause principale. Mauvais partenariat et investisseurs nous ont menés à l'échec. L'avais-je pressenti? Absolument, et ce, dès le début. Pourquoi je n'ai pas arrêté le tout avant que les problèmes s'intensifient? Comme tout le monde, j'ai décidé de ne pas abandonner, car à mes yeux, et celui de tous les grands motivateurs, ne pas persévérez est un échec en soit, et comme ma testostérone ne connaissait pas l'échec, j'ai été jusqu'au bout, au lieu d'écouter mon instinct, mon égo remporta la partie.

Mais les trois mois qui ont suivi m'en ont appris encore plus. Après cet échec, j'ai vécu une grosse période de remise en question. Je ne savais plus si je voulais continuer de travailler dans le domaine. Plusieurs situations m'ont poussé au bord du gouffre, spécialement le fait que je venais d'avoir mon premier enfant et que je venais de perdre mon emploi et environ 30 000 $. Ma virilité en tant qu'homme et père de famille en fut grandement ébranlée, et je vous épargne beaucoup de détails. J'ai décidé de changer de domaine et quitter le monde de l'entraînement, surtout par besoin financier, mais aussi, pour voir si j'avais encore la piqûre et si la passion reviendrait.

J'ai trouvé un contrat de 3 mois chez Ubisoft en tant que testeur de jeux vidéos. Le jeune fan de jeux vidéo en moi ne m'a dit pourquoi pas? Bref, ce fut les semaines les plus longues de ma vie, mais les plus révélatrices. Je n'ai même pas terminé mon contrat que je quittai Ubisoft pour recommencer comme entraîneur privé et loua un bureau avec tous mes anciens clients et des nouveaux. Ce petit hiatus a été le plus important et le plus bénéfique de ma vie. Je suis retourné dans un domaine que j'aime plus que tout, avec une passion renouvelée et déchaînée.

Après tout ça, j'ai appris que même si nous ne pouvons contrôler 100 % de notre environnement, nous avons un certain contrôle sur une majorité d'éléments de ce qui forme le moment présent, qui nous prépare pour les jours à venir. Il y aura toujours des blocages ou des situations hors de notre contrôle. Croire que nous pouvons contrôler tout est de la folie. Il est cependant possible de gérer et de contrôler plusieurs éléments qui nous permettront de mieux de vivre nos vies. Si vous nourrissez bien votre corps, vous maîtriserez votre santé. Lorsque vous maîtrisez votre santé, l'esprit suit. Lorsque l'esprit suit, il est plus que possible d'accomplir presque tout ce dont vous désirez avec une clarté d'esprit inébranlable. Vos interactions avec votre entourage seront différentes, ou votre entourage interagira différemment avec vous. Voilà comment il sera possible de contrôler votre environnement et ce qui vous entoure.

Le but de ce livre est de partager avec vous ce que j'ai appris ces vingt dernières années en entraînant des personnalités provenant de toutes les sphères de vie imaginable. Témoigné comment je leurs ai montrés à vivre une meilleure vie, contrôler leurs émotions et comment reconnaître leurs propres symptômes. Ce livre, j'espère, vous en apprendra beaucoup à ce sujet. Votre corps vous parle et si vous ne pouvez ou ne savez l'écouter, vous aurez une vie longue et banale. Vous pouvez maîtriser vos émotions, votre entourage, votre santé et votre esprit. Mon intention est de vous donner les outils nécessaires pour que vous puissiez vivre la vie que vous méritez.

Dans les pages suivantes, vous serez témoins de cas ordinaire et extraordinaire, leurs habitudes, problèmes en temps réel et les habitudes qu'ils ou elles voulaient changer à tout prix. Vous apprendrez quelques petits trucs sur la façon de reconnaître et supprimer certaines mauvaises habitudes pour de bon.

« On ne peut accomplir de grands exploits quand on est dans une disposition d'esprit normale. »

Hagakure

Tsunetomo Yamamoto

CHAPITRE 2
GUERRIERS DES TEMPS MODERNES

Nous voulons tous une preuve. Nous apprenons de nos erreurs et sommes motivés par des histoires de succès. Les anciens guerriers vivaient et suivaient ces principes et habitudes. Ils ne juraient que par ceux-ci et si par malheur, ils ne suivaient pas leurs routines et habitudes, ils sentaient que quelque chose n'allait vraiment pas et ne pouvait pensait une minute d'aller à la guerre, car la défaite était certaine à leurs yeux. Ça frôlait le trouble obsessionnel compulsif, mais ce n'est que subjectif. Prenons les athlètes d'élite ou de haut niveau. Ils ont tous un rituel qui leur est propre.

« Obsédé » est le mot que les paresseux utilisent pour décrire les dévoués. Ce n'est pas tellement loin de la vérité, car combien de fois avez-vous refusé par volonté personnelle de prendre certaines sucreries offertes par des amis, et soudainement, ils vous traitent d'obsédé? Mais pour tous résultats, faire des sacrifices n'est que la solution. Pour tout but et objectif quelconque, continuer de faire ce qui nous empêchait d'avancer ne serait que pour stupidité non?

La plupart de mes joueurs de hockey ont un rituel avant d'embarquer sur la glace. Une chanson, un certain repas, revoir et toucher chaque pièce d'équipements en récitant une certaine petite prière ou citation de leurs idoles n'est que routine pour eux, mais pour le commun des mortels, serait une obsession.

Pour ceux en manque de motivation ou de trucs du genre, je leur fais faire un rituel de pré compétition ou entraînement. Ils revoient leurs meilleures performances, ressentent ce qu'ils ont senti, revivent leur état psychologique avec le plus de précision possible. Ils utilisent les 5 sens, dont le toucher, l'odorat, le goût, la vision et l'ouïe. Je leur fais visionner leurs bons coups de la première, deuxième et troisième personnes. Ils peuvent se voir dans les estrades, en train de frapper le but ultime d'une septième rencontre et ressentir tous les éléments. La visualisation fait quelque chose de magique, car plus les éléments s'approchent de ce que l'on a réussi à visualiser, plus le corps et l'esprit bourdonnent de capacités prêtes à être utilisées. Les anciens ont souvent dit que ce que l'esprit peut concevoir, le corps suivra.

Si la visualisation peut vous emmener 10 % plus près du but, pourquoi ne pas le faire? Si vous savez que dormir un bon 8 heures de sommeil avant une réunion importante vous fera un grand bien, pourquoi ne pas le faire? Si votre but de perdre du poids requiert de réserver votre dimanche soir dans le but de préparer vos repas de la semaine, même si vous passez pour une obsédée, qui vous arrêtera? Nonobstant les obstacles, il faut poursuivre, car ce n'est que temporaire. Dans mon livre à moi, c'est ma définition de dévouement.

Ce n'est pas un secret que ce code de conduite requiert un certain niveau d'abnégation et de fortitude intestinale. Plusieurs inspirés par ce code et qui l'ont adopté ne jurent que par celui-ci. Cette section vous apportera plusieurs exemples auxquels vous pourrez vous identifier. Je crois que la plupart des précieuses informations contenues dans ce livre ont débuté d'expériences personnelles avec un nombre incalculable d'essais et erreurs et comme vous le lirez bientôt, ça n'a pas été de la tarte.

« Les personnes dont les efforts sont couronnés de succès sont celles qui ont de bonnes habitudes. »

---Brian Tracy

J'ai une tendance excessive (et presque débilitante) de retenir et de me souvenir des symptômes et causes de la plupart de mes clients et des gens de mon entourage. Ce que je remarque le plus fréquemment est les intolérances alimentaires. Pour fin de clarification, il existe une différence majeure entre des intolérances et des allergies alimentaires. Les allergies apportent une réaction souvent violente et souvent fatale si aucune intervention n'est entreprise. Cependant, les intolérances apportent des symptômes très souvent subtils qui peuvent débuter immédiatement après avoir mangé l'aliment en question. Il y a aussi ceux qui provoquent des symptômes quelques jours après, ce qui rend les choses beaucoup plus compliquées. Je suis certain que vous vous demandez où je veux en venir avec tout ça. Comme vous le lirez bientôt et comme je l'ai mentionné précédemment, nos habitudes sont nourries par d'autres. L'astuce est de déterminer quand et comment et d'arrêter de jeter de l'huile sur le feu pour éviter qu'il ne se propage. Vous lirez au fil de cet ouvrage quelques histoires et faits vécus de clients, amis et connaissances qui, je l'espère, vous aideront ainsi que vos proches. Je suis certain que vous pourrez vous y identifier.

***Petit avertissement en vigueur avant de commencer votre lecture. Tous les conseils ne sont que suggestions et il est préférable de consulter votre professionnel de la santé avant de commencer tout programme d'entraînement et de nutrition. Nous avons tous et toutes des conditions et une génétique unique. Je vous suggère fortement de consulter avec un professionnel de la santé dont vous avez la plus grande confiance. Le principe de l'individualité est primordial lorsque vient le temps de s'occuper de votre santé alors ce que vos amis ou certains articles suggèrent n'est peut-être pas la solution pour vous, mais il est possible que vous découvriez quelques petits indices pour mieux vous guider. ***

Le coach.

Ce livre est le résultat de plusieurs années d'entraînement personnel pour moi-même et celui de mes clients. Mais comme tout le monde, mon histoire a commencé il y a très longtemps et elle est jalonnée de plusieurs hauts et énormément de bas. J'ai commencé à m'entraîner sérieusement à l'âge de 12 ans. Non, ma croissance n'a pas arrêté comme le veut la croyance populaire, car je suis le plus grand dans ma famille. Lorsque j'ai commencé à m'entraîner, je suivais les routines et plans d'entraînement de Bodybuilder comme Arnold Schwarzenegger, Bob Paris, Lee Labrada et tous les culturistes des années 80-90. Mis à part les petites céréales spéciales, je copiais leurs types d'entraînement. Après un certain temps, mon parrain était champion en judo et en connaissait beaucoup sur l'entraînement alors je lui ai demandé de me faire un programme. Voilà le genre de programme qu'il m'a conçu :

Squat 3x12

Benchpress 3 x10

Deadlift 3x10

Pull ups 3 x10

Assez simplet, mais comme je sais maintenant, le programme le plus efficace qu'y soit. Malheureusement, ma tête enflée de culturiste de 12 ans ajouta plus d'exercices. Je fis à ma tête jusqu'à mes 15-16 ans lorsque je décidai d'avoir mon premier mentor en entraînement, du nom de Raymond Henault. Raymond était celui responsable de la salle d'haltérophilie à mon école. Étant adepte de l'entraînement physique et du culturisme, je lui demandai de me faire un programme pour gagner de la masse musculaire. À ma grande surprise, j'eus pratiquement le même programme d'entraînement que mon parrain m'eut donné à mes douze ans. Je crois qu'il y avait un message que je ne compris que tout récemment. Sauf que cette fois-ci, j'ai adhéré au programme complètement et c'est à ce moment que j'ai eu le plus de résultats, autant du côté de la force qu'en gain de masse musculaire.

Au même moment, j'ai commencé à faire des programmes aux clients du gym ou je m'entraînais[6]. Ensuite, après plusieurs conférences avec Paul Check, Charles Poliquin, Paul Gagné, Bernard Brico en posturologie et plusieurs autres jusqu'à ce jour, j'ai enfin mon propre gym privé appelé Bodhifit qui est l'apogée de l'aventure que fut l'écriture de ce livre. Après des années à pratiquer ce code de conduite de mode de vie, et après l'avoir instauré sur plusieurs clients avec un retentissant succès, pourquoi ne pas partager ma passion.

Pour le livre, j'ai décidé de faire une petite séance photo et de me mettre en forme physique pour la sortie avec photo à l'appui. Comme à l'habitude, les éléments ce sont déchaînés pour me tester. Ce fut extrêmement occupé à mon centre et en plus, je me suis blessé au cou pendant un entraînement. Alors écrire de longues heures à l'ordinateur avec une blessure au cou fut très plaisant, pour ne pas parler de mes entraînements. Après avoir consulté plusieurs spécialistes, un bon ami

---

[6] Je n'avais que 16 ans et je m'entrainais dans un gym vraiment vieille école. Machine presque toujours briser avec des haltères libres un peu partout dans le gym. Le genre de gym que l'ont retrouve dans les vieux films de boxe.

ostéopathe du nom de Tommy Poulin m'a grandement aidé. En l'espace de 6 mois, mes entraînements ont pris du recul, ma motivation était comme une montagne russe, mais il fallut que je continue et passe à travers. Il fallait absolument que je montre l'exemple à mes clients qui ont vu mes hauts et mes bas. Mon alimentation, ma famille et le soutien de mon entourage m'ont énormément aidé à traverser cette épreuve.

Ce code a été développé après avoir étudié pendant des années les habitudes des gens, lors des consultations et entraînements, en étudiant le code des anciens guerriers qui même si leurs modes de vie étaient plus drastique que le notre, notre niveau de stress et production de cortisol, quoi que moins intense, durent pratiquement 24 heures sur 24 et sept jours sur sept chez plusieurs d'entre vous. La vérité est que tout le monde peut appliquer ce code. Ça ne se fera pas en une journée, ni même un mois ou une année, mais il faut du moins commencer quelque part et il faut le faire de façon intelligente. Il faut apprendre, s'appliquer et répéter. Les meilleurs d'entre nous appliquent ce que nous apprenons. Nous consultons les meilleurs, les anciens comme les nouveaux venus. J'ai pratiqué avec les meilleurs et entré dans leurs têtes pour apprendre de leurs méthodologies et c'est exactement ce que je veux partager avec vous tout au long de cette lecture.

Tout ce que nous faisons a un impact sur notre qualité de vie, comme une chaine et ses maillons. Tout y est connecté. Si une maille de la chaine brise, tout le reste devient fragile.

Comme vous le lirez bientôt, les plus grands guerriers/samurais/entrepreneurs/entraîneurs et exécutifs ont suivi ce code et mode de vie pour atteindre de nouveaux sommets qu'ils croyaient impossibles à atteindre dans leur situation. Une fois le code adapté à leurs besoins, le tour était joué.

L'avocate

J'entraîne mon amie Maria depuis 15 ans. Elle compte parmi mes toutes premières clientes d'entraînement privé et nous avons toujours gardé contact. Je l'ai vue et aidée à se préparer pour ses études en droit et est devenue excellente dans son domaine. Avec les années et le stress cumulatif, la façon dont elle s'entraîne à changer drastiquement. Avant, suivant les tendances, elle croyait que faire du cardio l'aider à perdre du poids plus facilement. Mais avec son horaire de plus en plus chargé, elle devait réviser sa façon de s'entraîner pour maximiser son temps et sa santé. Chaque fois qu'elle revenait me voir, je n'utilisais que les poids et haltères. Et pour son cardio? J'utilisais les poids, mais en circuit, du style de quatre exercices un après l'autre. Même si elle croyait que le cardio était la meilleure solution, selon ses amies et les magazines qu'elle lisait. Après avoir essayé de sa façon à plusieurs reprises, elle a réalisé que j'avais raison et qu'il ne fallait pas seulement du cardio pour la perte de gras.

Dernièrement, elle a pris du gras dû à un manque d'assiduité et un horaire chargé, mais ayant beaucoup de difficulté à retrouver sa motivation et à perdre du gras, surtout dans la région des hanches et cuisses, une révision du plan et de son mode de vie était de mise. Plusieurs facteurs étaient en cause, mais plusieurs années sur la pilule contraceptive étaient la cause principale de ses problèmes. Il m'a fallu lui montrer comment, d'un mois à l'autre, la pilule manipulait ses hormones et pouvait l'affecter, tant du côté psychologique que physique. Les deux premières semaines du mois, elle était au mieux. Suivaient deux semaines merdiques pendant lesquelles elle était complètement démoralisée et vidée. Ensuite, les mois qu'elle réussit à suivre son plan nutritionnel et d'entraînement avec de bonnes habitudes et une bonne gestion de son stress, sa santé mentale et psychologique s'améliorait, mais retournait facilement aux vieilles habitudes néfastes. Le problème avec la pilule contraceptive est qu'elle dérègle les hormones de façon graduelle et a un impact en cascade sur les autres hormones comme le cortisol et la thyroïde.

Des millions de femmes utilisent la pilule comme moyen de contraception, et même pour corriger des déséquilibres hormonaux. La pilule empêche l'ovulation et épaissit la muqueuse cervicale pour prévenir que les spermatozoïdes ne la traversent. Voici quelques faits :

- L'une des méthodes de contraception les plus efficaces.

- Baisse les androgènes alors elle réduit l'acné, mais il est possible qu'elle entraîne une baisse de la libido du même coup.

- Après plus d'un an d'usage, elle réduit vos chances du cancer ovarien et de la thyroïde.

- N'aide malheureusement pas les SPM (syndrome pré menstruel) et peut même les aggraver[7].

- Épuise vos réserves de Vitamine B qui est primordiale pour le bon fonctionnement du système neuroendocrinien, un allié lorsque vient le temps d'appliquer un nouveau mode de vie.

-Risque possible de cancer du sein, mais les données sont mixtes.

Dans le cas de Maria, elle prit l'option d'arrêter la pilule et entreprit de changer son mode de vie de A à Z. Elle déjeune avec de la viande et des noix le matin pour optimiser ses neurotransmetteurs pour le reste de la journée. Plusieurs études[iii] démontrent qu'une faible consommation de protéines au déjeuner sera moins rassasiante sur le coup et que l'appétit reviendra plus rapidement si l'on compare avec un déjeuner à haute teneur en protéine. Ces études[iv] utilisent plus de 40 % de protéines dans l'apport calorique pour le repas à haute teneur en protéine, ce qui peut sembler énorme si nous comparons à un déjeuner comme un bagel au beurre d'arachides, qui contient environ 16 % de protéines. Cependant, l'apport protéinique de 40 % est très atteignable avec des œufs, de la viande, des noix et une bonne poudre de protéines. Nous savons aussi que les déjeuners avec un faible indice glycémique favorisent une meilleure performance cognitive. Or, le déjeuner composé de céréales multigrains additionnées de sucre dans du lait écrémé est un choix totalement contraire à ceci. Alors, un bon déjeuner influencera plusieurs aspects de votre journée, comme une meilleure performance au travail, plus d'énergie lors de vos entraînements, pour vous amuser en famille et du temps de qualité avec vos enfants après une dure journée de travail. Le simple fait de changer votre déjeuner habituel avec un plus dense côté nutritif a fait une énorme différence dans la vie de tous mes clients et surtout dans celle de Maria. Son humeur pendant les périodes dures de son cycle menstruel s'est grandement améliorée avec une motivation[8] optimisée.

---

[7] À l'exception de celle qui contiennent de la drosperinone, mais elles augmentent les risques de caillots sanguins de 6 à 7 fois.
[8] Des chercheurs de l'université du Missouri ont examinés les bénéfices d'un déjeuner riche en protéines sur des jeunes filles obèses ou en surplus de poids en fin d'adolescences. Ils ont étudié l'effet hormonal et neural d'un déjeuner protéiné, l'effet

Un autre aspect qu'il fallut changé chez Maria est certaines personnes de son entourage. Comme le dicton le dit si bien, vous êtes le reflet des cinq personnes que vous fréquentez le plus. Je suis convaincu que vous avez plusieurs personnes autour de vous qui vous disent :

- Manger de la viande n'est pas bon pour vous.

- Vous devriez faire plus de cardio car vous semblez avoir pris du poids.

- Vous devriez essayer Weight Watchers, vous mangez tout ce que vous voulez pourvu que ce ne soit pas du gras.

Maintenant, une fois que Maria a réussi à atteindre son but de 12 % de gras, elle entendit ceci :

- Est-ce que tu es sûre que c'est correct d'avoir un pourcentage aussi bas?

- Je n'aime pas la viande; je ne comprends pas comment tu fais.

- Est-ce que tu es certaine que mangé autant de gras est bon pour toi?

Il est très facile de constater que se faire bombarder constamment par ce genre de questions n'aide personne. C'est pourquoi je dis souvent à tout le monde que lorsque vient le temps d'entreprendre un nouveau mode de vie, un style de régime ou quelque chose comme ça, gardez-le pour vous et les professionnels. Tous vos amis deviennent soudainement des professionnels et savent exactement ce que vous devriez faire, car ils le font eux-même, supposément. Ils vous disent de faire comme eux, comme si tout le monde devrait faire le même protocole, car vous le savez bien, nous sommes tous pareil (sarcasme).

---

sur l'appétit pendant la journée, la satiété, ainsi que la motivation et le besoin de se récompenser avec des triches. Le premier groupe a déjeuné avec un déjeuner de 350 Kcal, à base de céréales (13 gr de protéines) et un deuxième groupe avec le même nombre de Kcal, mais constitué d'œufs et bœuf. Après seulement six jours, elles concluaient que seul le groupe avec le déjeuner riche en protéines avait une différence positive significative envers la satiété et la motivation.

« Il y a une théorie que s'il y avait seulement 100 milliards de codes et il y avait plus de 100 milliards de personnes, au moins deux auraient le même code. En fait, grâce à ce paradoxe d'anniversaire[9], s'il n'y avait que 100 milliards de codes que vous attendez pour obtenir une répétition à la racine ($\sqrt{100}$ milliards) = 10 millions de personnes. Mais les humains ont environ 3 milliards de paires de base, pour un total d'environ $4 \wedge 3\,000\,000\,000$ différents brins d'ADN de taille humaine. Pour obtenir une répétition (si la sélection uniformément au hasard), vous aurez besoin d'environ $2 \wedge 3\,000\,000\,000$ personnes. (Il n'y aura jamais ce nombre de personnes.) »

Maria a appris à s'écouter. Elle a appris la différence entre de la bonne information et celle qui n'est que distractions. Mais par-dessus tout, elle a pris de l'expérience. En mesurant les résultats fréquemment, nous pouvions rectifier le tir et comprendre ce qui ne fonctionnait pas pour ELLE.

La super maman

Niki est une super maman qui n'arrête jamais, toujours prête à aider encore plus de personnes possibles. Malgré tous ses efforts, elle n'a jamais réussi à perdre du poids. Même les médecins ne semblent pas savoir quoi faire avec ses nombreux problèmes et symptômes. Une chose importante à considérer, lorsque vous êtes malade, les docteurs sont extrêmement utiles pour trouver la solution, mais souvent, une fois que vous devez aller consulter, il est déjà trop tard et la solution drastique des médicaments est habituellement nécessaire. Mon travail en temps qu'entraîneur et naturopathe est de prévenir la maladie de la façon la plus naturelle en prenant le chemin le plus facile possible.

---

[9] Estimation probabiliste du nombre de personnes que l'on doit réunir pour avoir une chance sur deux que deux personnes de ce groupe aient leur anniversaire le même jour. Il se trouve que ce nombre est 23, ce qui choque un peu l'intuition. À partir d'un groupe de 57 personnes, la probabilité est supérieure à 99 %.Cependant, il ne s'agit pas d'un paradoxe dans le sens de contradiction logique ; c'est un paradoxe, dans le sens où c'est une vérité mathématique qui contredit l'intuition : la plupart des gens estiment que cette probabilité est très inférieure à 50 %. Cette étude est due à Richard von Mises. -Wikipedia

Notre travail est aussi d'éduquer, de vous indiquer le chemin à prendre pour une meilleure santé. Contrairement à la médecine actuelle, nous prenons le temps d'expliquer le processus d'une santé optimale et comment l'obtenir. Les médecins n'ont tout simplement pas le temps, nonobstant certains médecins extraordinaires qui veulent faire une différence dans la vie de leurs patients et qui ne sont pas aussi rapides à sortir leur carnet d'ordonnances.

À la première consultation, elle ne cessait de parler de son poids et du fait qu'elle avait tout essayé. La première habitude à casser était de laisser tomber le rituel matinal de la pesée qui, malheureusement, était effectuée plusieurs fois par jour. Le seul fait que votre poids peut varier de 5 à 8 lb dans une seule journée est assez pour rendre quelqu'un très inquiet, mais pour absolument rien, car c'est tout à fait normal. L'eau est un facteur majeur. Plus nous sommes déshydratés, plus nous retenons de l'eau. Les aliments que nous mangeons contiennent aussi de l'eau, la charge viscérale et ne pas oublier l'activité sportive qui provoque un gain en masse musculaire et une perte de gras. Par exemple, après 2 à 3 semaines d'un bon plan alimentaire et d'un entraînement intense, il est possible de peser plus sur le pèse-personne, qui d'après l'opinion populaire, est sacrilège, mais reflète toutefois une image différente de l'état de santé amélioré de la personne. Malheureusement, si l'on se fie à ce que le médecin nous dit avec l'indice de masse corporel[10], la plupart des personnes qui s'entraînent finissent dans la catégorie obèse même si leur composition corporelle montre une image très différente.

Mais ça n'arrête pas là. Le côté psychologique en prend un coup. La petite routine devient obsessive et nous déstabilise mentalement si ça ne tourne pas en notre faveur. Il n'y a rien de pire pour commencer votre journée que de voir que vos efforts acharnés des dernières semaines pour ne pas succomber aux tentations n'ont pas porté fruit, car vous avez gagné quelques poussières sur le pèse-personne et ça vous dérange énormément. Alors que vous vous pesez en milieu de

---

[10] kg/m^2 . Pour un homme qui mesure 5 pied 7 pouces et pèse 190 lbs est classé dans la catégorie embonpoint, même avec un pourcentage de gras de 12 %. Alors qu'une femme de 5 pied 5 pouces à 130 lb serait considéré à son poids santé, même si sont pourcentage de gras est de 25%. Ça n'indique tout simplement pas le pourcentage de masse adipeuse contre la masse musculaire qui est à mon avis un bien meilleur indicateur de la santé actuelle de la personne.

semaine, vous vous dites « au diable » et vous retournez à vos vieilles habitudes. Pas de problème, car vous recommencez le lundi suivant… avec encore plus de kilos à perdre. Pour ne pas parler du reste de votre journée qui sera merdique dû au fait que vous n'avez pas mangé votre déjeuner habituel, et que tout le monde autour de vous semblera vous tomber sur les nerfs. Peut-être un peu extrémiste, mais c'est souvent le cas.

Je n'ai réussi à découvrir son vrai visage que lorsque nous avons fait les premières séances d'entraînement : elle aide son mari avec l'entreprise, conduit sa fille ici et là, aide sa mère dont la mobilité est réduite, va au gym, et mange lorsqu'elle a le temps. Son plus gros problème était ses migraines. Son poids en était un, mais ses migraines débilitantes l'empêchaient de fonctionner complètement. Plusieurs choses pouvaient être la cause, mais il a fallu commencer avec l'évident : l'alimentation. Elle ne mangeait tout simplement pas assez pour son train de vie. Elle déjeunait rarement et elle était chanceuse de pouvoir manger 1 à deux repas par jour. Je ne suis pas un fan de compter les calories, mais parfois, je dois le faire pour illustrer un problème qui n'est pas facile à comprendre.

Si le but est de perdre du poids, il doit y avoir un déficit calorifique, mais encore une fois, il ne faut pas tomber dans l'extrême. La règle est un léger déficit d'environ 300 à 500 calories. Par exemple, disons que votre demande en calorie est de 2 000 calories par jour, ce qui est le reflet de votre rythme métabolique de base additionné de votre dépense énergétique, créant une diète d'environ 1 500 à 1 700 calories. De cette façon, vous aurez une perte de gras graduelle et « santé », car trop vite et trop tôt mène souvent à une perte de poids trop importante, qui par la suite, revient avec un surplus de 8 %.

Voici une autre façon de l'illustrer. Plusieurs pensent que manger moins est tout ce qu'il faut pour perdre du poids, mais malheureusement, c'est plus compliqué que de seulement réduire les calories.

Gertrude mange en moyenne deux fois par jour depuis les derniers mois et elle gagnait du poids. Alors, la théorie de manger moins pour prendre du poids vient justement de prendre la porte. Aussitôt qu'elle s'est mise à prendre 3 à 4 repas par jour, son poids recommença à descendre comme par magie. Que s'était-il passé? Elle a retrouvé l'équilibre, l'homéostasie que notre corps requiert pour un fonctionnement optimal.

Disons que vous avez un compte de banque avec 100 dollars. Chaque jour vous dépensez et après une semaine, vous entrez dans le rouge. La banque elle gèlera votre compte et vous enverra une lettre d'avertissement, mais votre corps, lui, continuera d'empiler les dettes de sa façon. Il emmagasinera les calories et les transformera en gras. Une façon très simple d'expliquer, bien que ce soit tellement plus compliqué. Ce n'est, malheureusement, que le début d'une cascade de problèmes.

Voici quelques problèmes qui firent leurs apparitions dans le cas de Niki causé par le manque de calories et de nutriments essentiels.

Je vous présente l'équipe ETC, soit Estrogène, Thyroïde et Cortisol. Ce dernier est le plus important, car malgré sa mauvaise réputation, il est essentiel à votre survie et est produit par les surrénales sous toutes conditions, stressantes ou non. La thyroïde se classe au deuxième rang alors que l'estrogène est le moins essentiel, car nul n'a besoin d'ovuler pour survivre.

Ce trio fonctionne en harmonie et lorsque tout va bien, vous êtes puissante, gracieuse et très efficace. Le ***cortisol*** est une hormone du type intelligente, songée et stratégique. Le cortisol vous aide lorsqu'il y a un besoin ou que survient un danger, circulant à flot dans vos veines et alertant votre système nerveux du danger imminent. Il vous aide tous les jours en régularisant les deux autres membres de l'équipe, la thyroïde et l'estrogène.

La ***thyroïde*** est l'hormone athlétique et aventureuse. Elle est énergisante et vous garde mince et joyeuse. Sans elle, vous êtes fatigué, prenez du poids, n'avez aucune motivation ni libido.

L'***estrogène*** est l'hormone la plus sensible des trois. Un moment, elle peut être sensible et l'autre très puissante et contrôlante. L'estrogène vous donne des orgasmes extraordinaires et garde vos articulations bien lubrifiés, un appétit idéal et un visage sans ride. L'estrogène est responsable de l'équilibre entre la thyroïde et le cortisol.

Pour vous prémunir contre le manque d'énergie, le ralentissement du métabolisme, la dépression, vous avez besoin d'un équilibre parfait entre ces trois hormones. C'est absolument essentiel pour avoir le sentiment que tout fonctionne à merveille. Chaque hormone est importante, utile et essentielle à sa façon. Et quand les membres du trio travaillent en collaboration à la hauteur de leurs compétences, la magie se produit.

Niki a réussi à déstabiliser les trois avec son horaire chargé et ses mauvaises habitudes. Prenez le cortisol par exemple. Passez d'une tâche à une autre sans prendre le temps de respirer un peu augmente le cortisol qui cause les rages de sucre. L'excès de sucre pousse le corps à faire des réserves autour de la taille et des hanches et qui vous donne une fausse impression d'énergie renouvelée ou un second souffle. Sans vous en rendre compte, il est maintenant minuit et vous êtes encore au téléphone ou sur internet, incapable de vous endormir. Une cascade de problèmes s'en suit : vous êtes incapable de vous lever le matin, de bien manger, une fatigue généralisée s'empare de vous, et après quelques semaines et même mois, vous êtes incapable de bouger ou de faire face à la vie. C'est malheureusement ce que je vois trop souvent dans ma pratique. Que ce soit dans le genre de Niki ou mes clients exécutifs, être la personne la plus riche ou aimable au cimetière ne vaut absolument rien.

La solution pour Niki était de changer son rythme de vie et prendre un peu de temps pour elle-même. Gérer son temps était essentiel et, surtout, prendre le temps de manger. La clé était dans la préparation. Nous savons tous où nous allons être le lendemain et ce que nous allons faire pendant la journée. Alors, il est facile de planifier quand et quoi nous allons manger. Non, ce n'est pas facile de préparer le tout d'avance, mais la raison pour laquelle Niki a eu des problèmes est son manque d'organisation, alors il a fallu y remédier. Une fois cette habitude prise, il est possible de s'attaquer au reste. Une étape à la fois.

La cliente que je n'ai jamais revue

Il y a des clients qui viennent te consulter et que tu ne revois plus jamais. Heureusement, il y en a que nous revoyons quelques années après qui ont fait leurs devoirs. C'est le cas avec Maude. Elle est venue me voir pour perdre de poids; elle avait 18 ans à l'époque. Comme tous mes clients et clientes, une évaluation est de mise. Je leur donne tout ce dont ils ont besoin pour réussir le premier mois de diète avec leur programme d'entraînement. À la fin du premier mois, la personne me contacte pour prendre un rendez-vous pour la suite. Quelques fois, je n'ai des nouvelles qu'après deux ou trois mois et malheureusement, certains ne me donnent plus de nouvelles. Soit parce qu'ils ont abandonné ou parce qu'ils ont été voir ailleurs. On ne peut pas plaire à tous et à toutes…

Dans le cas de Maude, j'ai eu des nouvelles après quelques années. À ma grande surprise, quand on s'est revu, elle était en parfaite forme et avait 10 % de gras en moins, minimum. Je lui ai demandé ce qu'elle a fait et elle m'a répondu : « Ce que tu m'a dit!?!? ». Tout ça pour dire que ça ne devrait pas être une compétition et la santé est la priorité. Si vous trouvez vos points faibles et faites vos devoirs, les résultats viendront. Vous avez 50 lb à perdre? Visez 50 semaines! Oui, je sais, c'est presque un an, mais les 5 dernières années pendant lesquelles vous les avez accumulées ont passé rapidement? Imaginez un an! Le problème d'une perte de poids rapide est que le poids revient toujours, et avec un surplus. Une perte de poids logique et de façon intelligente devrait être d'environ 1 à 2 lb par semaine, et nous parlons d'une perte de gras. Le pèse-personne, on s'en balance.

Mais attendez un instant. Une fois les kilos en trop perdus, il est tout aussi important et difficile de maintenir ses résultats. Il faut garder nos bonnes habitudes, mais il est toutefois possible de se permettre quelques petites triches de temps à autre. Comme je le dis souvent, il faut mériter nos petits excès. Un à deux repas par semaine est la règle idéale lorsque l'objectif est presque atteint; c'est extrêmement important pour continuer de voir des résultats et de garder sa motivation à plein régime, et ça aide votre cortisol et vos réserves de glycogène. Vous ne voulez absolument pas mettre votre système en mode famine, qui lui indiquera de recommencer à mettre du gras en réserve.

C'est exactement ce qui c'est passé avec Maude. Elle a entrepris son nouveau mode de vie et a réalisé que c'était pour être à long terme. Elle en a en profité pleinement et a perdu son poids graduellement. Aujourd'hui, étudiante et entraîneur privé passionnée, elle continue de voir son corps changer, et ses capacités mentales optimales l'aident énormément dans ses études et dans son travail dans un domaine qui la passionne.

Le professionnel

Robert est un de mes clients que j'ai le plaisir d'entraîner depuis plusieurs années. Il a deux carrières. Il est un des meilleurs conseillers hypothécaires au Canada et il est propriétaire/professeur de danse avec Marie-Josée Strazzero de renommée internationale de L'Académie Strazzero. Conseiller financier pendant le jour et danseur/entrepreneur le soir, il vient toujours me voir en préparation pour des spectacles ou tout simplement pour le garder en forme. Son plus gros problème est qu'il est Italien. Farce et préjudice italiens mis à part, tous les clichés à propos des Italiens, la bouffe et les hydrates de carbone en masse sont souvent... VRAIS!

La grand-mère italienne ne peut pas vous laisser tranquille si vous ne mangez pas absolument tout ce qu'il y a sur la table. J'ai gagné tous les droits de plaisanter à leurs sujets, car je suis marié avec l'une des plus belles Italiennes au monde. Si vous êtes maigre et ne mangez pas tout ce qu'elles vous offrent, elles seront offusquées et vous le feront savoir. Mais ce n'est que leurs caractères et elles ne veulent que votre bien. Une bonne majorité de ma clientèle a été fondée avec des Italiens et des Italiennes, alors je comprends très bien leurs coutumes et leurs génétiques et comment les aider.

Comme la plupart des gens, Robert croyait qu'il s'alimentait bien, mais la définition de bien manger diffère tellement d'une personne à l'autre que c'est la majeure raison pourquoi c'est si mélangeant de prendre de bonnes habitudes. Tout le monde possède LA solution, aussi différente qu'elle soit. Si nous écoutons les émissions spécialisées, manger un bagel de blé entier avec un fruit est la définition d'un déjeuner équilibré. Le rythme effréné de vie de Robert et le manque de valeur nutritive à sa diète étaient deux problèmes majeurs. La plupart des professionnels qui entrent dans mon bureau croient dur comme fer qu'une cigarette et un café sont à l'origine de leur succès dans leur domaine!

Pour ce qui est de Robert, son déjeuner était une question de temps, mais le reste de la journée, légumes et viande au menu. Mais ce n'était malheureusement pas assez. Dans son cas, je voulais m'occuper des baisses d'énergie de mi-après-midi. Comme c'était le cas avec Maria, commencer la journée avec un déjeuner de type viandes et noix a eu un impact majeur sur sa journée, mais aussi sur son rendement au travail et sur le plancher de danse. Un bon déjeuner influencera plusieurs aspects de votre journée, comme une meilleure performance au travail, plus d'énergie lors de vos entraînements, pour vous amuser en famille et du temps de qualité avec vos enfants après une dure journée de travail. Le simple fait de remplacer votre déjeuner habituel par un repas beaucoup plus nutritif vous aidera aussi à améliorer votre composition corporelle sans que vous ayez à faire de grands efforts.

J'ai aussi dû changer les petites salades santé, car ce n'était vraiment pas assez et dérangeait sa digestion. La salade contient beaucoup d'eau et certaines personnes peuvent avoir des troubles de digestion, car ça « éteint » le feu dans l'estomac qu'est le H.C.L. Les personnes avec un mode de vie chargé ou « stressant » produisent moins d'enzymes digestives, car un niveau élevé de cortisol dérange la digestion en produisant moins d'enzymes et d'acide chlorhydrique[v].

Avez-vous déjà mangé lors d'un dîner d'affaire qui a mal tourné ou avec une compagnie qui ne vous plaisait absolument pas et avez senti que vous avez eu des problèmes à digérer? Maintenant, vous savez pourquoi et ce n'est pas que la salade. Les dîners ou soupers d'affaires sont très néfastes pour la digestion, sauf si ce n'est que pour signer et conclure une entente, mais il faut prendre en considération ce que vous mangez lors de ces rendez-vous d'affaires. Il y a aussi la pression d'imiter vos pairs avec leurs « moins bonnes » habitudes pour le simple fait de ne pas a avoir à expliquer pourquoi vous ne mangez pas ce qu'ils mangent. Tous ces petits problèmes ont des solutions simples, comme prendre des enzymes digestives à tous les repas pour supporter sa digestion et/ou se foutre éperdument de ce que les autres pensent quant à pourquoi nous ne mangeons pas comme eux.

Alors, pour Robert le plan était assez simple. Prendre des enzymes digestives, s'assurer qu'il ait assez de protéines et de calories à tous les repas, avec un minimum de 4 à 5 repas égaux tous les jours sans exception. Il a éliminé aussi le gluten pendant un bon bout de temps. Même si le guide alimentaire canadien recommande 8 à 12 portions de produits céréaliers par jour, ça ne veut pas dire que tout le monde peut en manger.

Le gluten[vi] est traître et entraîne des symptômes rapidement chez certains[vii], mais peut aussi provoquer des symptômes échelonner sur plusieurs jours, même sur des semaines après en avoir mangé. Les médecins et certains nutritionnistes vous diront que c'est dans la tête que ça se passe ou qu'il n'y a aucune recherche qui prouve ces dires. Il y en a même qui vous diront qu'ils en mangent régulièrement et n'ont jamais rien senti.

Peut-être que c'est la vérité, ou bien peut-être que pour eux, les ballonnements proviennent du Nutella qu'ils utilisent à profusion ou la sauce à la viande sur leurs spaghettis. Peut-être que c'est de la dénégation. Peut-être qu'ils aiment mieux ne pas comprendre et entendre certains faits de peur de devoir éliminer leur support moral du matin qu'est cette petite rôtie au Nutella. Mais une fois les faits constatés, les professionnels en dénégation essayeront de nous convaincre du manque de recherche sur le sujet. Je crois plus à une fermeture d'esprit, car il y a beaucoup de recherches disponibles sur le sujet. Je vous dirais même que le gluten[11] n'est que la pointe de l'iceberg. On a qu'à penser à la façon donc le blé est transformé, aux pesticides utilisés, aux nouvelles méthodes d'hybridation[viii] et j'en passe. Le protocole de récolte aux États-Unis est de tremper les champs de blé du pesticide « Roundup[12] » plusieurs jours avant que les moissonneuses-

---

[11] Dans le cas du gluten, Il ne faut pas oublier que les Gliadines, un ensemble de protéines, est le problème majeur. Essentiellement monomériques, fraction insoluble de la farine de blé, qui permet au pain de lever pendant la cuisson. Elles sont responsables de la maladie cœliaque chez les individus génétiquement prédisposés1.

[12] Le glyphosate, pesticide principale du roundup de Monsanto, est classé depuis le 20 mars 2015 comme cancérogène « probable » par le Centre international de recherche sur le cancer.

batteuses travaillent dans les champs comme la pratique le permet, une récolte plus facile et plus rapide. Selon le docteur Stephanie Seneff, chercheur principal à l'Institut de Technologie du Massachusetts (MIT), il semble y avoir une forte corrélation entre le glyphosate et l'augmentation de la maladie céliaque. Ils ont produit des recherches phénoménales[ix] sur ce lien et dont les résultats ont été publiées en décembre l'année dernière. Auparavant, le docteur Seneff a étudié[x] la relation entre le glyphosate et le développement d'un large éventail de maladies modernes, dont l'autisme.

« Il y a une très forte corrélation entre l'utilisation de l'herbicide Roundup sur le maïs et le soja dans le temps et l'augmentation de toutes ces différentes maladies, et la maladie cœliaque en est une », affirme-t-elle.

Alors qu'est-ce qui se passe? La recherche du docteur Seneff révèle que dans le cas de l'intolérance au gluten et de la maladie céliaque, le problème effectivement ne provient pas d'organismes génétiquement modifiés (OGM).

Au contraire, il est lié à l'utilisation du glyphosate juste avant la récolte de la plupart des cultures de blé non biologiques, afin de réduire la quantité de résidus qui doivent être supprimés et pour obtenir une longueur d'avance sur les mauvaises herbes de l'année suivante.

Alors, ils croient que le glyphosate se joint à la gliadine en résultats de la réaction chimique. Le résultat final est que votre corps développe une réaction immunitaire. Comme l'indique leur étude[xi].

« La perturbation et le déséquilibre intestinal, ou dysbiose, provoqués par l'exposition au glyphosate, jouent un rôle crucial dans le développement de la maladie céliaque. Beaucoup d'enzymes CYP sont dépréciés en association avec la maladie céliaque, et nous montrons que la suppression connue de glyphosate de l'activité de l'enzyme CYP dans les plantes et animaux explique l'effet plausible chez l'homme ».

Alors que doit-on faire pour savoir si nous sommes intolérants au gluten? Il existe quelques tests, mais ils ne sont pas aussi valides que celui-ci. Si vous avez des symptômes tels que gonflements, indigestion, constipation, diarrhée ou vous passez d'un à l'autre régulièrement, ou avez l'esprit embrouillé (*brain fog*), éliminez le gluten pendant 3 à 4 semaines et voyez ce qui en résultera. Si certains de vos symptômes diminuent ou disparaissent complètement, vous avez votre réponse. Plusieurs diront qu'il est impossible d'éliminer entièrement c'est aliment, qui représentent presque le ¾ de la superficie des supermarchés.

Voici ma réponse, qu'en serait-il si nous n'avions pas ce genre d'aliment en boîte, disponible à tout moment de la journée? Je crois que nous serions portés à manger ce que dame Nature nous apporte depuis le début des temps. Nous mangeons ce genre d'aliments, car c'est pratique et rapide. Nos papilles gustatives s'y sont habituées et nous y avons pris goût.

Il y a aussi la question de modulation du stress. En période de stress, qu'allez-vous choisir? Une salade ou un morceau de gâteau? Des fruits ou des rôties? Notre état d'esprit dictera ce que nous mangerons. Notre système cherche à baisser le cortisol en période de stress et psychologiquement, une tablette de chocolat fera beaucoup plus de bien mentalement qu'un bon verre d'eau et une dizaine de respirations profondes. Alors contrôler ses pulsions, comme le dit si bien Ekken dans son ouvrage Yōjōkun, savoir contrôler ses pulsions préviendra bien des maux.

Ce sont les changements qui ont été effectués avec Robert qui, encore aujourd'hui, continue de travailler sur la gestion de son mode de vie et de ses bonnes habitudes.

L'élite

L'athlète d'élite qu'est un de mes clients, un des meilleurs gardiens de la Ligue nationale de hockey du nom de Martin Brodeur, le n° 30 des Devils de New Jersey. Au cas où vous ne seriez pas un fan de hockey, voici quelques statistiques :

En vingt saisons, il a établi des records de la LNH pour la plupart des jeux joués par un gardien de but (1220), le plus de victoires (669), le plus de blanchissages (121), le plus d'arrêts effectués (30 569) et le plus de minutes jouées (71 786). Il a aussi le plus de saisons avec 30 victoires (14) et 40 victoires (8) dans la ligue. Il a gagné la coupe trois fois, 4 trophées Vézina, 4 Jennings, 2 médailles d'or et un Championnat du monde.

Brodeur a joué plus de 70 parties au cours de dix années consécutives, soit de 1997 à 2008, mais pendant la saison 2008-09, il a subi sa première blessure importante en carrière, une déchirure du biceps qui l'a tenue à l'écart du jeu pendant 4 mois. Il est revenu et a aidé les Devils à participer aux séries éliminatoires. La saison suivante, à 37 ans, il a mené la Ligue dans le nombre de parties jouées (77), les victoires (45), et blanchissages (9), et a terminé troisième avec une moyenne de buts alloués de 2,24.

J'ai commencé à travailler avec Brodeur l'année de sa blessure au biceps. Malgré le fait qu'il avait commencé la saison en excellente forme, la blessure ne l'a pas empêché de continuer le plan. Il a récupéré de sa blessure en un temps record grâce à son protocole personnalisé et axé sur la récupération rapide de sa blessure.

Nous avons commencé à travailler ensemble après qu'un ami commun nous ait présenté. Même s'il n'avait pas vraiment de poids à perdre[13], il voulait assurer sa longévité dans une ligue de plus en plus jeune et intense. En vieillissant, il trouvait que se mettre en forme pour le camp d'entraînement devenait de plus en plus difficile et qu'une approche sérieuse était nécessaire. C'est pour cette raison qu'il a voulu obtenir mes services. La première fois qu'il est entré dans mon bureau, il était tout ce dont un athlète professionnel devait être, grand, imposant et en forme. Ce qui est un vrai plaisir avec ce type d'athlète est qu'il n'y a aucun doute que le plan sera suivi à la lettre. Je savais avec certitude que tout ce que je dirais serait appliqué à 100 %. Ils sont généralement des êtres d'habitudes. SI vous n'avez jamais fréquenté ce type d'athlète, je peux vous confirmer qu'ils ont des routines très particulières et que ces routines ont forgées leur excellence. Or, elles peuvent aussi être une source importante de motivation, pour ne pas dire pilier, et si la routine change ne serait-ce que l'espace d'un instant, la stabilité et la confiance peuvent en prendre un coup. Pour cette raison, j'ai dû être très convaincant et précis sur le changement que je voulais effectuer.

---

[13] Certaines équipes ne jurent que par leurs statistiques. Si un joueur en particulier gagne la coupe avec un certain poids et/ou statistique physique, ils feront tout pour que le joueur obtienne les mêmes statistiques l'année suivante. Le poids de Martin devait être 221 lb, nonobstant le pourcentage de gras.

Il a été au sommet de sa forme pendant de nombreuses années et ça en dit long sur ce qu'il a pu faire pendant toutes ces années pour y demeurer. Même si je m'entretenais avec l'un des meilleurs de la ligue nationale, je n'ai pas changé d'un iota mon approche. Mes questions restaient sensiblement les mêmes, sauf lorsque venait le temps de décortiquer ses habitudes pré et post entraînement/partie de hockey. Par contre, j'ai dû respecter les principes de base, car ne pas avoir débuté de cette façon aurait été ma plus grande erreur. Cela fait partie de l'évaluation de départ de tous les clients qui décident de faire partie du club.

Par exemple, depuis plusieurs années j'utilise le concept du BioPrint que m'a appris Charles Poliquin. Cette méthode pour prendre le pourcentage de gras dicte quelles hormones manipuler en apportant des changements au mode de vie ou avec certains suppléments alimentaires pour améliorer notre santé, perdre du gras aux endroits désirés et de ce fait même, obtenir un gain en masse musculaire.

Une des premières habitudes que je regarde, comme vous l'avez bien lu auparavant avec Maria et Robert, c'est à quoi ressemble le petit déjeuner. La plupart des athlètes croient que le gruau est l'un des meilleurs choix pour commencer la journée du bon pied. Je dois avouer que c'est une meilleure alternative aux rôties de Nutella, mais je n'ai pas encore rencontré une personne qui obtenait de bonne performance sportive ou une composition corporelle adéquate avec ce type de déjeuner.

Pour n'importe quel athlète, le but premier est, si ce n'est déjà fait, d'abaisser le pourcentage de gras et, pour ce faire, nous devons éliminer les sources d'hydrates de carbone simples. Mon petit déjeuner idéal dans ce cas est un déjeuner comprenant une source de protéine animale et des noix. Plus la journée avance, plus j'intègre les hydrates de carbone, ce qui contredit la notion populaire selon laquelle le corps stocke les hydrates de carbone plus facilement le soir et emmagasine les gras dû au fait que nous sommes moins actifs dans la soirée et que nous nous préparons à une nuit de sommeil[14].

---

[14] Des chercheurs d'Israël ont mis des sujets sur un régime restreint en calories pendant

À première vue, cela ne cadre pas avec le travail de Katoyose et al. qui démontrait que les dépenses d'énergie diminuent d'environ 35 %[xii] au cours de la première portion du sommeil. Toutefois, ces chercheurs ont montré qu'au cours de la seconde moitié associée au sommeil paradoxal, la dépense énergétique augmente significativement.

En outre, ils dévoilent que l'exercice peut augmenter le taux métabolique durant le sommeil de façon significative menant à une plus grande oxydation des graisses[xiii]. Cela semble être en ligne avec les données de Zhang et al. qui ont démontré que les personnes obèses ont un rythme métabolique en période de sommeil inférieur à leur rythme métabolique de base, contrairement aux personnes actives qui ont un rythme métabolique en période de sommeil plus élevé que leur rythme métabolique de base[xiv].

Mais il faut aussi tenir compte des demandes du client qui, dans ce cas-ci, jouait 3 à 4 parties de hockey par semaine entre 19 h et 22 h, sans compter les pratiques entre celles-ci. Il y a aussi la tolérance, la sensibilité et la gestion de l'insuline de l'individu qui diffère grandement d'une personne à l'autre. Dans le cas de Martin, son alimentation des dernières années a été exemplaire avec quelques bémols qui ont été faciles à corriger, comme son petit déjeuner. Il ne faut pas oublier que les notions de bonne alimentation diffèrent grandement d'une personne à l'autre.

Ma notion d'un déjeuner santé est comme vous le savez maintenant, une protéine animale et une source de gras comme des noix. Très différente du yogourt santé et des rôties. Dans ce cas-ci, le but

---

6 mois en les divisant en deux groupes, un groupe contrôle et un groupe expérimental. Chaque groupe a consommé la même quantité de calories, de protéines, de glucides et gras, mais a distribué sa consommation de glucides différemment. Le groupe contrôle a mangé des glucides à chaque repas à part égales pendant la journée, tandis que le groupe expérimental a consommé la majorité de ses hydrates de carbone (environ 80 % du total) vers la fin de la journée. Ce qu'ils ont trouvé au bout de 6 mois était remarquable. Non seulement le groupe expérimental avait-il perdu significativement plus de poids et de graisse corporelle que le groupe de contrôle, mais il était aussi plus rassasié et avait moins faim!

détermine la façon de faire, alors éliminer temporairement[15] les sources d'hydrates de carbone inutiles pour le moment était notre plan.

Ensuite, j'ai dû modifier son rituel/plan d'avant match. La vieille notion de manger un plat de pâte avant un match est toujours vivante. Ce que ce mythe ne dit pas est qu'il n'est pas absolu ni le gage d'une bonne performance. Un joueur de hockey qui porte un minimum de gras adipeux à l'année et qui est loin d'une résistance à l'insuline aura une bien meilleure réponse avec une diète ou dans ce cas ici, le fameux plat de pâtes avant match, que celui qui a besoin de perdre un peu de gras ou qui frôle la mauvaise gestion de son insuline. Même si le système fonctionne de façon optimale, j'opterais toujours pour un repas avec des glucides qui donnent une énergie stable (glycémie stable) et constante à ceux qui provoquent une grosse charge glycémique instantanée, mais qui est toujours suivie d'un « crash » d'énergie. De plus, un repas équilibré contenant des légumes et des féculents à indice glycémique faible, protéine et acides gras essentiels améliore toujours les performances et apporte tout le nutriment nécessaire pour un bon fonctionnement du système nerveux très actif pendant les activités physiques de durée prolongée.

Vous vous demandez sûrement « mais ou sont les fruits? ». Même principe que les hydrates de carbone simple. Si mon client en mangeait une quantité industrielle croyant qu'ils étaient bons pour la santé, je réduirait sa consommation pour ensuite voir comment le système réagit, comme une perte de gras, bien que les fruits sont l'un des premiers aliments que je réintroduis rapidement.

La saison morte est une toute autre histoire. Avec les joueurs de hockey, j'ai environ 12 semaines pour les préparer pour la prochaine saison. De 4 à 6 séances d'entraînement par semaine et quelques parties de golf en autant de jours. Selon le travail à faire, couper les hydrates de carbone est souvent de mise dans les premières semaines pour ceux qui doivent perdre du gras, ce qui n'est pas le cas pour ceux qui doivent

---

[15] Je ne crois pas qu'éliminer certains aliments devrait être une pratique courante, mais je crois fermement que c'est la seule façon de savoir si certains aliments nous affectent négativement ou sont une source d'intolérance. Si vous soupçonnez qu'un aliment en particulier vous affecte ou vous donne des symptômes tel que congestion nasale, indigestion, palpitations, ou une sensation de malaise générale pendant une période de temps, éliminez cet aliment pendant 3 à 4 semaine et réintroduisez le après. Si les symptômes réapparaissent, vous avez sûrement trouvé la source du problème.

augmenter leur masse musculaire.

L'été est généralement divisé en 4 phases selon le temps que j'ai avec chacun.

La première phase est celle pendant laquelle je m'occupe de l'équilibre structurel. L'évaluation initiale est lorsque nous fixons les objectifs à atteindre et les problèmes à prioriser.

La deuxième phase priorise le gain de masse musculaire ou la perte de gras même si elle est souvent enclenchée lors de la phase précédente. Cette phase cible les besoins individuels de l'athlète comme un athlète qui a besoin de reprendre sa masse musculaire perdue lors de la saison régulière et son horaire chargé ou les blessures engendrées.

La troisième phase priorise la force. Les levés de type olympiques et exercices multi joints tel que deadlift, squat, benchpress et pullups sont la base de cette phase d'entraînement et sont à mon avis primordiaux dans le développement de la chaîne musculaire postérieure et son efficacité dans le développement de la force et l'explosion. J'incorpore aussi des entraînements de style « strongman » pour leur aspect fonctionnel.

La quatrième et dernière phase est réservée à la force, à la puissance et à la capacité de la transférer dans le sport en question. Plus l'athlète est puissant, plus il sera rapide. Plus il développera de puissance lors des entraînements, plus il sera dans un bon état d'esprit lors du camp de sélection et de la prochaine saison.

La saison morte sert à réparer les blessures et à se concentrer sur la préparation à la prochaine saison qui commence en septembre. Plus l'athlète respectera le plan en saison et continuera de suivre le protocole, plus il reviendra en santé et continuera là où il aura laissé en début de saison.

Les jeunes athlètes

Depuis plusieurs années, je consacre une bonne partie de mon temps à de jeunes athlètes en développement. J'ai touché plusieurs arts martiaux et sports en bas âge et j'ai goûté aussi à plusieurs sports d'équipe qui m'ont rapidement fait réaliser que ce n'était pas ma tasse de thé. Avoir réalisé ce fait à un jeune âge sans la pression de mes parents m'a aidé à éduquer les enfants et jeunes athlètes que j'ai l'honneur d'entraîner, mais aussi, certains parents un peu trop compulsifs lorsque vient le temps d'équilibrer les activités de leurs enfants.

Je ne gère pas ces jeunes athlètes de la même façon. Je crois que les habitudes doivent être incluses graduellement dans leurs modes de vie. Lorsque je travaille avec ce genre de sujets, je dois m'assurer de maintenir un bon équilibre entre leurs études, leur entraînement et leurs sports. Je me dois aussi de rencontrer régulièrement leurs parents pour m'assurer que j'ai bien les informations donc j'ai besoin au chapitre de l'alimentation, du sommeil, des résultats scolaires et de l'attitude en générale.

Je suis aussi d'excellentes patineuses artistiques âgées de 10 et 15 ans. Le monde du patinage artistique m'étonne constamment avec le manque de connaissance des entraîneurs et des parents. J'ai constaté, et les recherches le prouvent, que le monde social et son influence sur les jeunes filles débutent très tôt. Une campagne publicitaire diffusée ces temps-ci en témoigne. Les médias sociaux et les revues à potin favorisent une silhouette mince (c'est-à-dire amaigrie) et exercent une certaine pression chez les jeunes filles et adolescentes dues à la constante visibilité de ce genre de message.

Comme si celles-ci n'avaient pas déjà assez de pression, l'entraîneur s'en mêle. J'espère que cette prochaine phrase ne vous fera pas saigner du cerveau autant que moi.

« Tu dois maigrir si tu veux sauter plus haut! »

Cette petite phrase a le pouvoir de briser des vies. À ce jeune âge, l'influence qu'ont ces paroles est énorme. Que doivent-elles faire pour sauter plus haut? Devenir plus forte. On pourrait croire que leurs entraîneurs comprendraient ce petit principe de base, mais le mythe de s'entraîner avec des poids et haltères est bien vivant et entretenue par ce type d'incompétence. La personne ressource pour ces jeunes filles et leurs parents est l'entraîneur qui naturellement, doit savoir quoi faire.

Mais lorsque les compétences ne sont pas à la hauteur de la logique, de graves problèmes s'en suivent.

Il ne faut pas non plus tomber dans le panneau et commencer à les entraîner comme on le ferait avec un adolescent ou un adulte en utilisant des charges importantes. Un entraînement individualisé ciblant les points faibles et la coordination est le début de la solution. Un ordre d'activation musculaire est à respecter tel que commencer avec des exercices avec le poids du corps unilatéral et bilatéral, ensuite incorporer des mouvements plus complexes répondant au besoin du sport avec de petits haltères et une supervision constante et adéquate. Une progression constante telle qu'augmenter les poids de 2 % environ par entraînement suffit pour voir du progrès et provoquer une augmentation de la force.

Un entraînement graduel et une bonne alimentation subvenant au besoin de l'athlète n'auront aucun effet négatif sur sa croissance, elle aura même un effet positif, non seulement sur la croissance, mais aussi sur la confiance en soi et les performances scolaires.

Nul n'est né athlète. Le développement spécifique de jeunes athlètes peut commencer dès l'âge de 10-12 ans, mais avec quelques précautions. Il ne faut pas oublier que ces jeunes sont en pleine croissance et à l'âge de puberté alors le surentraînement et le développement d'habilités spécifiques à un sport en particulier peut être entrepris très graduellement, sans toutefois exagérer. Le défi est de reconnaître lorsque l'enfant veut bien se développer par lui-même par amour pour le sport ou si c'est parce qu'il y a une pression sociale ou (malheureusement) parentale.

Voici quelques extraits de recherches qui démontrent bien les problèmes liés à une spécialisation sportive précoce chez les enfants :

- Les enfants qui se spécialisent dans un seul sport comptent pour 50 % des blessures dues au surmenage chez les jeunes athlètes selon les spécialistes orthopédiques pédiatriques.

- Une étude menée par l'Ohio State University a constaté que les enfants qui se sont spécialisés tôt dans un sport ont mené à des taux plus élevés d'inactivité physique chez l'adulte. Ceux qui se commettent et se spécialisent dans un seul sport à un jeune âge sont souvent les premiers à abandonner.

- Dans une étude réalisée auprès de 1 200 jeunes athlètes, le docteur Neeru Jayanthi de l'Université Loyola a constaté que la spécialisation précoce dans un seul sport est l'un des meilleurs prédicteurs de blessures. Les athlètes de l'étude qui étaient spécialisés étaient 70 % à 93 % plus susceptibles d'être blessés que les enfants qui avaient joué plusieurs sports!

- Les enfants qui se spécialisent sont à un risque beaucoup plus grand d'épuisement dû au stress, de diminution de la motivation et du manque de plaisir lié à la participation.

- Une spécialisation sportive précoce chez les adolescentes est associée à un risque accru de troubles de la douleur antérieure du genou, y compris PFP, Osgood Schlatter et Sinding Larsen-Johansson par rapport aux athlètes multisports, et peut conduire à des taux plus élevés de futures ruptures du LCA.

Les parents peuvent le faire avec eux ou même suggérer pour différentes raisons comme le besoin d'activités physiques et de bouger, qui est un grand défi de nos jours, car les jeunes ne veulent pas tellement sortir et jouer à l'extérieur comme dans le bon vieux temps. Il existe aussi des parents qui semblent forcer leurs enfants, à un point tel que ça semble extrémiste. Comme s'ils voulaient leur imposer ce qu'ils ont raté lorsqu'ils étaient eux-mêmes enfants. Le scénario typique de certains films américains.

Il est important de nos jours de bien entourer et d'encadrer nos jeunes. La technologie les stimule grandement et par conséquent, ils ne veulent pas nécessairement faire plus par la suite. L'internet et les téléphones intelligents nous donnent l'impression de rester en contact en tout temps[16], que la distance soit un facteur ou non. Plus besoin de se lever et d'aller visiter pour prendre des nouvelles.

---

[16] Selon de nouvelles données, l'utilisateur se connecte en moyenne 1,72 heures par jour sur les plateformes sociales, ce qui représente environ 28 % de toutes les activités en ligne .GlobalWebIndex a interrogé 170 000 internautes sur leurs habitudes d'Internet, et a constaté que les temps d'utilisation moyen des sites de médias sociaux est passé de 1,66 heures par jour en 2013 à 1,72 heures par jour l'an dernier.

Comme le disait si bien Ekken, le Qi ne circule pas très bien lorsque le corps reste immobile pour des périodes prolongées. Ce principe doit être inculqué dès le jeune âge. Nous devons à notre corps de bouger et d'être actifs. Savoir écouter nos besoins est primordial et ça devrait être un devoir pour tout parent d'appliquer de bonnes habitudes d'activité à leurs enfants. Encore faut-il qu'ils montrent l'exemple à leur progéniture.

CHAPITRE 3
LE PLAN

Des buts clairs et précis pour un succès assuré

Pour atteindre nos objectifs, un état d'esprit optimal est nécessaire pour le bon déroulement des choses. Suivre les conseils énumérés au chapitre précédent vous aidera grandement. Cependant, le besoin de se fixer des buts clairs et précis est absolument nécessaire avant de commencer votre nouvelle vie.

Comme lorsque quelqu'un me dit qu'il veut perdre du poids, la première chose qui me vient à l'esprit, est que ce type de but est très vague. Perdre du poids est facile, perdre du gras est une autre paire de manches. Même lorsqu'un entraîneur vous demande « mangez-vous bien? », la question est très vague, surtout lorsqu'on observe les différentes opinions et définitions d'une alimentation saine. L'entraîneur recevra une réponse aussi vague que la question qu'il a posée. Voici la raison principale pour laquelle nous sommes résistants au changement. La résistance reflète un manque de clarté.

Lorsque vient le temps de débuter tout type d'entraînement physique, il faut prendre en considération son état de santé actuel. Je suggère fortement de prendre rendez-vous avec un professionnel de la santé qui pourra vous dire si commencer un programme d'activité physique est adéquat pour vous et votre santé immédiate, tests de sang à l'appui. Par la suite, si vous décidez d'apporter des changements à votre mode de vie, tel qu'une diète adaptée à vos besoins, suivez les conseils d'un professionnel qui saura vous orienter dans la bonne direction. Un ou une entraîneur qualifié et expérimenté vous indiquera la bonne direction et vous donnera des conseils en nutrition qui complémenteront vos entraînements, car les deux vont de pair et devraient faire partie du même plan.

Une motivation de feu

Il est aussi question de motivation. Aucune réussite n'est possible sans elle. Il existe plusieurs façons de trouver et de puiser dans nos réserves de motivation, si ce n'est que de se retrouver avec une nouvelle silhouette. Parfois, notre seule et unique motivation personnelle n'est pas suffisante et il faut trouver une façon d'aller chercher dans nos réserves ou de raviver les raisons pour lesquelles vous avez commencé et ce qui vous y a poussé. Malheureusement, il est possible d'épuiser nos réserves de motivation.

Pour illustrer mon point, voici les recherches du psychologue Roy Baumeister au sujet de la maitrise de soi. Avec ses collègues Ellen Bratslavsky, Mark Muraven et Dianne Tice, ils ont examiné l'effet d'un défi alimentaire, conçu pour épuiser la volonté des participants, soit de les récompenser avec du chocolat. Quelle cruauté!

Dans la première partie de l'expérience, M. Baumeister a gardé les 67 participants à l'étude dans une pièce qui sentait les biscuits au chocolat fraîchement sortis du four, puis les taquinait encore en leur montrant les friandises réelles aux côtés d'autres confiseries chocolatées. Alors que certains ont réussi à satisfaire leur envie de sucreries, les sujets du groupe expérimental, dont les résolutions ont été mises l'épreuve, ont été invités à manger des radis (eh oui, des radis). Plusieurs d'entre eux ont eu pendant un moment beaucoup de difficulté à résister à la tentation de manger des chocolats. Certains se sont même contentés de prendre des morceaux de chocolat et de les sentir seulement.

Après l'appât, l'équipe de M. Baumeister a donné aux participants un second exercice, supposément sans rapport avec l'exercice précédent, soit des énigmes insolubles. L'effet de la manipulation a été immédiat et indéniable. Ceux qui avaient mangé les radis ont fait beaucoup moins de tentatives et ont consacré moins de la moitié du temps à essayer de résoudre le puzzle par rapport aux participants qui avaient mangé du chocolat. En d'autres mots, ceux qui avaient résisté aux bonbons et s'étaient forcés à manger des légumes piquants ne pouvaient plus trouver la volonté de participer pleinement à une autre tâche tortueuse. Ils étaient épuisés, ainsi que leurs réserves de volontés et motivations.

La prochaine question logique est celle-ci : « Comment remplir nos réserves? Comment retrouver notre volonté et s'assurer de ne pas puiser dans nos réserves? » Ce que nous faisons tous les jours a une incidence sur notre motivation. Nous devons nourrir nos émotions, notre intellect et notre corps pour satisfaire et surtout, nourrir notre volonté. Un équilibre est nécessaire pour fonctionner optimalement. Cet équilibre est toutefois difficile à atteindre et encore plus difficile à maintenir, parfois impossible, mais de s'y approcher ne l'est pas. Tout ce que l'on doit faire est de se frayer un chemin et de maintenir le cap le plus longtemps possible.

Frayons-nous un chemin

Ce qui suit est ce que plusieurs de mes collègues et moi-même visons à faire de notre pratique, c'est-à-dire, changer des vies non seulement à court terme, mais également à long terme. Nous avons tous des buts et nous savons aussi qu'il y aura des épreuves et des tribulations en cours de route. Croire le contraire n'est que pure folie alors s'attendre a certaines difficultés doit également faire partie du plan, non? Il faut essayer de prévenir et de contrôler ces imprévus. Tout ça devrait faire partie du plan. Lorsque je m'entraînais en protection rapprochée, un simple petit voyage pouvait avoir de multiples étapes avec plan A, plan B, plan C, et il fallait prévoir des sorties et des situations d'urgence et pour celles-ci, un plan A et un plan B aussi. Nous devions prendre en compte chaque petit détail avec leurs possibilités. Écrire vos buts et objectifs ne doit pas être aussi compliqué, mais je suis convaincu que vous comprenez ou je veux en venir.

Le plus d'éléments vous pourrez contrôler, plus le chemin vers la destination désirée sera facile. Quels que soient vos objectifs, être en santé physiquement et mentalement ne sera qu'une arme de plus dans votre arsenal, mais aussi, une arme très importante qui nourrira votre motivation et vous gardera sur le droit chemin.

Le but premier de ce code est de changer vos habitudes, une à la fois, graduellement. Contrairement à tous ceux qui entreprennent de nouvelles résolutions en janvier, changer plus d'une habitude est voué à l'échec et c'est la raison principale pourquoi ils ne réussissent pas à respecter leurs nouvelles résolutions.

Ce code peut être converti en un plan sur 12 semaines ou même sur 12 mois. Pour les disciplinés, changer une habitude par semaine est possible, mais pour une réussite assurée, une habitude par mois est ma suggestion. Ces 12 habitudes sont la fondation de ce code, votre propre protocole. Trouvez les habitudes qui vous concernent, que vous désirez changer et allez de l'avant. Vous désirez perdre 15 lb? Gagner de la masse musculaire?

Avoir les meilleures habitudes et un plan d'enfer ne fera que faciliter le chemin vers vos objectifs. Sans plus tarder, débutons avec nos 12 habitudes.

Habitude n° 1 : Un déjeuner santé

Le fameux déjeuner est un sujet très médiatisé et pour cause : ce que vous consommez au saut du lit aura un énorme impact sur votre appétit, sur votre productivité ainsi que sur votre composition corporelle. De façon générale, le déjeuner moderne se compose de produits céréaliers, de jus de fruits, d'une tartinade « pseudo-santé » faible en gras et de café. Comme plusieurs thérapeutes, nous savons très bien que ce type de déjeuner n'est pas la bonne manière de s'alimenter, mais bien une adaptation au fil du temps due aux fausses études, fausses croyances et au lobbyisme de la part de l'industrie agroalimentaire. L'alimentation étant la première ligne de défense afin de soutenir le bon fonctionnement du corps humain, il n'est pas surprenant que les maladies directement liées à la nutrition comme le diabète, les maladies cardiovasculaires ainsi que l'hypertension aient atteint des sommets vertigineux. L'ajout et le développement de nouveaux médicaments ne règlent pas la cause, qui est très souvent l'alimentation.

Un bon déjeuner influencera plusieurs aspects de votre journée, comme une meilleure performance au travail, plus d'énergie lors de vos entraînements, pour vous amuser en famille et du temps de qualité avec vos enfants après une dure journée de travail. Le simple fait de remplacer votre déjeuner habituel par un repas plus nutritif vous aidera aussi à améliorer votre composition corporelle sans devoir déployer de grands efforts.

La motivation[xv] influence une grande partie de notre journée. On nous demande fréquemment comment faire pour augmenter la motivation des gens, que ce soit pour l'entraînement, éviter qu'ils trichent, assurer leurs performances au travail et à la maison en famille. Croyez-le ou non, votre petit déjeuner a une grande responsabilité lorsque vient le temps de se botter le cul. Des chercheurs[xvi] de l'université du Missouri ont examiné les bienfaits d'un déjeuner riche en protéines chez de jeunes filles obèses ou en surplus de poids en fin d'adolescence. Ils ont étudié l'effet hormonal et neural d'un déjeuner protéiné, l'effet sur l'appétit pendant la journée, la satiété, ainsi que la motivation et le besoin de se récompenser avec des triches. Le premier groupe a consommé un déjeuner comptant 350 Kcal, à base de céréales (13 gr de protéines) et un deuxième groupe a consommé le même nombre de Kcal, mais celui-là était constitué d'œufs et de bœuf. Après seulement six jours, ils concluaient que seul le groupe avec le déjeuner riche en protéines avait une différence positive significative au chapitre de la satiété et de la motivation.

Maintenant, quelle serait la meilleure option pour un bon déjeuner? Un déjeuner qui vous permettra de brûler du gras, assurer une acuité mentale optimale et une glycémie idéale durant toute la journée? Comme vous l'avez deviné, un petit déjeuner riche en nutriments, tel qu'une source de protéine[xvii] animale ou des œufs, une petite portion de fruits (comme les petits fruits ou raisins) et une petite quantité de noix vous fournira un maximum de résultats. Cela va sans dire que la qualité de la viande devrait être de source biologique et d'élevage libre. Il faut absolument éviter les sources de viandes transformées comme les viandes froides (deli) qui sont une source importante de nitrates et aussi de ce qu'ils ne peuvent se servir lors des coupes de viandes régulières, comme le cartilage, les tendons, le gras, etc. C'est pour cette raison qu'ils doivent inscrire 15 % de protéine sur l'emballage...

Voici donc quelques exemples :

1. Boulettes de viande hachée, poignée de noix de pin, 1 tasse de framboises.
2. 1 œuf tourné sur steak de viande aux choix, épinards hachés, amandes.
3. Des œufs brouillés avec épinards, avocat, tomates, quelques noix de macadam.
4. 3 œufs tournés sur poitrine de poulet tranchée avec mûres et noix du Brésil.
5. Omelette avec cheddar fort de lait non pasteurisé, asperges avec bleuets et noix de cajou.
6. Protéine en poudre, œufs et farine de noix de coco (style crêpe) avec beurre d'amandes. Un kiwi ou une clémentine complèterait bien ce déjeuner.
7. Une portion de yogourt grec nature 2 % ou plus avec des fruits des champs, 1 œuf et une portion de légumes.

Bien entendu, le déjeuner ne représente pas toute votre alimentation, cependant il est sûrement le plus incompris des repas de la journée. Le corps humain est fait pour manger le matin en particulier des aliments nourrissants qui n'affecteront pas négativement sa performance. Comme vous le voyez par nos idées recettes, il existe plusieurs manières de bien se nourrir, autant vous que vos enfants, car oui les enfants peuvent manger plus de glucides parce qu'ils sont en croissance, mais ce n'est pas une raison pour leur fournir des aliments de qualité inférieure. Ces déjeuners ne sont pas les seules options, car il y a plusieurs types de personnes, alors choisissez une personne qualifiée pour vous accompagner dans votre perte de masse adipeuse de manière saine.

Cause à effet : Dans le cas de ceux qui ne peuvent manger le matin parce que l'appétit n'y est pas, c'est souvent parce qu'ils mangent tard le soir ou avant d'aller au lit. Malheureusement, votre système digestif a besoin de ce petit repos la nuit pour bien récupérer et éliminer les toxines qu'il a accumulées durant la journée. Le corps humain est exposé à une charge toxique[xviii] importante pendant la journée. Prenez par exemple quelqu'un qui débute sa journée par un jogging au bord de la ville, coupant à travers un champ de maïs pour une tisane au Starbucks du centre-ville de pour ensuite retourner à la maison pour une douche. Cela semble être une routine matinale saine, mais en fait, cette personne est exposer à un nombre incroyable de produits chimiques : les pesticides et les herbicides du maïs, des plastifiants dans sa tasse de thé, et le large éventail d'ingrédients utilisés pour parfumer son savon et d'améliorer la performance de son shampoing et crème hydratante. La plupart de ces expositions sont si minime que pour être considéré comme trivial, mais ce ne l'est pas du tout, surtout si cette personne à le moindre petit problème de santé.

Passer la nuit à digérer un repas copieux ne fera que ralentir votre métabolisme et les capacités de votre système à produire les hormones de croissance nécessaires pour une perte de gras et un gain de masse maigre.

Pour appuyer les faits cités sur ce type de déjeuner, voici un exemple très commun/typique d'une personne qui déjeune avec le style contraire, p. ex. rôties avec beurre d'arachides et café. Vous avez sûrement vécu des épisodes « coup de barre », ces épisodes de baisse d'énergie qui surviennent souvent au beau milieu de l'après-midi, soit vers 14-15 heures. Les rôties, céréales ou tout type de déjeuner composé majoritairement d'hydrates de carbone simples ou de sucres raffinés, ne feront qu'influencer votre glycémie négativement pendant la journée. Une fois le déjeuner terminé, votre taux sucre sanguin montera compte tenu de la haute teneur en sucre de ces aliments, pour ensuite redescendre aussi rapidement. Cette montagne russe sera continuelle pendant le reste de la journée, car votre énergie et votre glycémie essayeront continuellement de s'ajuster et vous aussi! Vous aurez des rages de sucre et vous serez en quête constante d'énergie artificielle, tel que du café ou une boisson énergétique (inclure recherche et oebesogène).

De récentes recherches tentent de démontrer que notre habilité à gérer et à produire le moins d'insuline possible est étroitement liée à une longue vie en santé. Évidemment, il est pratiquement impossible de limiter au minimum notre sécrétion d'insuline, mais il est toutefois possible de la contrôler avec une alimentation adéquate et éviter le nouveau mal du siècle, la résistance à l'insuline. Voici un exemple qui l'illustre bien.

Disons que vous voulez remplir un verre d'eau. Essayer de remplir ce petit verre d'eau en ouvrant une borne d'incendie ne serait que pure stupidité. Imaginez que le verre est votre capacité de gérer l'insuline et le sucre est l'eau de la borne d'incendie. Ceux qui consomment d'importantes quantités de sucre durant la journée essaient justement de remplir leur verre d'eau avec une borne d'incendie. Imaginez que le dégât d'eau qui en résulte est l'excès de sucre qui circule dans vos veines qui éventuellement iront nourrir vos réserves de graisses.

C'est exactement ce qu'il faut maîtriser : l'habilité à contrôler notre insuline avec une diète équilibrée composée de protéines, de bons gras et d'hydrates de carbone complexes. Le déjeuner protéines et noix est exactement ce qu'il vous faut pour cette habitude. Pourquoi je n'inclus pas de légumes le matin? Car la majorité des gens ne peuvent concevoir de manger des légumes le matin, alors j'utilise la loi des priorités. Si inclure des protéines est un évènement majeur comme changement d'habitudes, c'est ma priorité. Une fois que cette habitude est bien implantée, j'ajoute des légumes si possible.

Habitude n° 2 : Bougez régulièrement et gagnez de la force

Une des principales habitudes des anciens samurais et aussi des guerriers des temps modernes est de toujours rester actifs et forts. Ils pratiquent leur art chaque jour et prennent leur santé au sérieux; les habitudes abordées dans le présent ouvrage sont une partie intégrante de leur mode de vie. Donc une des principales habitudes de votre mode de vie serait de toujours être actif. Une des questions qui reviennent souvent est la suivante : est-ce la pratique d'un sport suffit? Je dis toujours que c'est un début, mais l'adaptation est toujours la première étape avec laquelle le corps répond. Une fois l'adaptation installée, votre activité devient de plus en plus facile, surtout si vous excellez au sport en question. Comme l'alimentation, un bon équilibre est nécessaire. Cardio-vasculaire, musculation, coordination... Ce sont tous des habiletés qui vous aideront à exceller dans pratiquement tous les sports, mais aussi dans la vie de tous les jours, mais elles doivent aller de pair avec vos habitudes quotidiennes.

Il ne suffit pas d'aller au gymnase cinq jours par semaine ou de vous tuer à chaque fois que vous pratiquez votre sport. Il faut tout simplement faire votre possible. Plusieurs d'entre vous ont un horaire extrêmement chargé, sans inclure la vie de famille ou les obligations familiales. Si vous ne pouvez allouer que 3 à 4 jours par semaine d'entraînement et/ou de pratique, ainsi soit-il. Comme je le répète souvent, un équilibre est nécessaire pour être capable de joindre les deux bouts. Toutefois, si j'avais à prioriser mon approche pour vos buts, j'utiliserais sans équivoque l'entraînement musculaire. Pourquoi?

- Aucun stress n'y est relié.
- Notre corps est conçu pour être fort.
- Vous pouvez bénéficier de séances de seulement 30 minutes.
- Votre posture vous en remerciera.
- Elle réduira votre cortisol, l'hormone de stress.
- Elle accélèra votre métabolisme.

- Elle augmentera votre masse musculaire qui, par conséquent, vous aidera à brûler du gras plus facilement.

Une question persiste : comment savoir quelle quantité d'entraînement est nécessaire pour nous? C'est du cas par cas. Les besoins doivent toujours être personnalisés. Quelqu'un d'hyper stressé pourrait, je dirais même ne devrait pas, s'entraîner plus de 3 à 4 fois par semaine avec un protocole de suppléments et une alimentation qui appuient son mode de vie et qui donnent un soutien à ses surrénales. Pour ce type de sujet, il faut même parfois réduire le nombre d'entraînements, qui donne le même style de résultats qu'une personne deux fois moins stressée.

Maintenant, pour ceux qui se trouvent à l'autre extrémité, c'est-à-dire, aucun stress et qui dispose de beaucoup de temps libre, mais que les résultats laissent à désirer. Je vous suggère fortement d'augmenter les séances d'entraînement. Par exemple, si vous êtes de ceux qui s'entraînent 4 fois par semaine, faites une phase de 5 à 6 fois par semaine. Quand je parle de phase, je veux dire une période déterminée, comme 1 à 3 mois. Chaque programme d'entraînement dure environ 4 semaines, alors pour les 3 prochains programmes d'entraînement, vous irez au gym au moins 5 fois par semaine. Il existe plusieurs façons de permuter vos entraînements pour ajouter des séances d'entraînement qui seront bénéfiques pour votre santé et faciliteront vos buts et objectifs. Voici un exemple :

Jour 1

Poitrine/dos

Jour 2

Jambes

Jour 3

Biceps/Triceps

Deviendra

Jour 1

Poitrine/dos/épaule

Jour 2

HIIT et abdos

Jour 3

Jambes/mollets

Jour 4

HIIT et mollets

Jour 5

Biceps/triceps/avant-bras

Jour 6

Entraînement homme fort

La charge de travail semble plus lourde, mais réellement, elle n'est que mieux divisée et plus condensée. Après avoir ajouté des séances d'entraînement de capacités aérobiques et strongman, cet entraînement vous apportera des résultats extraordinaires.

Le but de tout ça est de vous fournir des résultats rapides et de façon intelligente. Il ne faut absolument pas craindre de gagner de la masse musculaire et d'avoir l'air d'un culturiste digne de la compétition Monsieur Olympia, car ce n'est que peur et mythe alimentés par les médias sociaux et les ouï-dire des salons de coiffure de ce petit monde de procrastination. Personne ne devient un monstre de l'entraînement du jour au lendemain.

Entraînez-vous en fonction du temps dont vous disposez, que ce soit 4 séances de 30 minutes par semaine ou 5 entraînements de 60 minutes. Bien sûr, un apportera sûrement plus de résultats que l'autre, mais au moins, vous ne serez pas assis dans votre salon en espérant avoir une meilleure santé.

Cause et effet : **La paresse.** Votre cerveau, aussi intelligent et créatif qu'il soit, trouvera toujours une façon de vous faciliter la vie. S'entraîner et soulever des charges plus pesantes qu'à l'habitude est toujours plus difficile que de rester bien confortablement dans son salon à regarder le Canal Découverte avec un bol de crottes de fromage. Dès que vous aurez cessé de croire les petites excuses qui vous passent par la tête aussitôt que vous envisagez un effort physique, vous verrez qu'il en sera plus facile de vous lever et de vous diriger vers le gym. Ajoutez-y une alimentation qui appuie votre système nerveux et qui vous donne de l'énergie à revendre, et plus rien ne vous arrêtera.

Le manque de temps est aussi une excuse non valable. Si le président des États-Unis a le temps de s'entraîner, vous avez le temps vous aussi. Plusieurs ont souvent l'impression qu'ils n'ont même pas le temps de se reposer. Je mettrais la faute sur une mauvaise gestion de leurs temps et de leurs priorités. S'il le faut, un petit investissement, l'équivalent d'un abonnement annuel dans un centre d'entraînement, peut vous équiper d'une façon raisonnable et vous pourrez vous entraîner dans le confort de votre propre maison.

La règle d'or est de ne jamais arrêter de bouger. Aussitôt que votre corps sent une baisse de régime et d'activité, il commence à se détériorer et à vieillir plus rapidement, c'est aussi simple que ça.

Habitude n° 3 : Optimisez votre sommeil.

Quand vient le temps de parler du sommeil, tout est question de qualité. Si vous n'arrivez pas à dormir une nuit sans vous réveiller ou vous ne pouvez pas fonctionner sans avoir un minimum de 10 heures de sommeil, il y a un problème. À chaque consultation je pose la même question : « Dormez-vous bien? » J'obtiens toujours la même réponse positive. Mais le diable se cache dans les détails. Disons que quelqu'un n'a pas bien dormi pendant des années et que soudainement, son sommeil passe de 4 à 6 heures sans interruption. Il percevra cette amélioration d'une façon positive, mais pendant un certain temps, il y a eu et a encore matière à problème. La définition d'une bonne nuit de sommeil est bien individuelle. Dans ma pratique, j'estime qu'une personne sur trois a des problèmes de sommeil et que presque la totalité des gens ont déjà eu des troubles du sommeil.

À vrai dire, au cours des cinquante dernières années, le nombre d'heures consacrées au sommeil a grandement diminué. Un sondage effectué en 1960 auprès d'un million de personnes révélait que la moyenne d'heures de sommeil la nuit était de 8 à 9. En 2000, cette moyenne est passée à 7 heures. Aujourd'hui, la moyenne se situe désormais autour de 5 à 6.

Le joueur clé lorsque trouble du sommeil il y a, est l'hormone cortisol. Sécrété par les glandes surrénales, le cortisol est impliqué dans de nombreuses fonctions comme la métabolisation du glucose, la régulation de la pression sanguine, la sécrétion d'insuline pour une stabilité du taux de sucre sanguin, ainsi que les fonctions immunitaire et inflammatoire.

Lorsque cette hormone qu'est le cortisol reste élevée pendant des périodes prolongées, certains symptômes se manifestent :

- Performance cognitive limitée
- Suppression des fonctions thyroïdiennes
- Hyperglycémie
- Baisse de la densité osseuse
- Perte de tissus musculaires
- Élévation de la pression sanguine
- Baisse des fonctions immunitaires
- Augmentation des réserves de gras viscéral

Personne ne semble y penser ou croire que c'est possible, mais le surentraînement est une cause majeure d'une élévation du cortisol et mène souvent à des troubles de sommeil. Des séances d'entraînement trop intenses sur des périodes prolongées hyper stimulent notre système nerveux, entraînant une cascade de problèmes hormonaux qui rendent le sommeil plus difficile, voire non réparateur.

Si une source externe vous empêche de bien dormir, remédiez-y et traitez le problème de façon appropriée. Il faut aussi examiner le mode de vie qui peut alimenter certains problèmes. Les troubles du sommeil sont provoqués; ils ne surviennent pas sans aucune cause. Ils se manifestent sournoisement et graduellement. Une nuit se transforme en quelques nuits, qui semblent être un problème banal, et nous avons souvent la raison pourquoi, mais sans essayer de faire attention et d'y remédier immédiatement, car « c'est normal ». Cette cascade entraîne aussi des problèmes liés au poids.

La sécrétion d'hormones de la glande pituitaire — LA glande maîtresse du système endocrinien qui contrôle la sécrétion des autres hormones en périphérie — est grandement influencée par le sommeil. Cette cascade de problèmes hormonaux promeut le développement d'une résistance à l'insuline, qui est étroitement liée à l'obésité et au diabète.

Des recherches démontrent que les animaux assujettis à des périodes de privation de sommeil ont vu leur appétit augmenté. Des études faites sur des humains démontrent également que les niveaux d'hormones qui régularisent l'appétit sont grandement influencés par un sommeil perturbé. Une perturbation du sommeil provoque un appétit disproportionné compte tenu de la charge calorifique liée aux heures de réveil prolongées. En d'autres mots, parce que vous êtes éveillé plus longtemps, vous mangez plus souvent.

Des études récentes[17] démontrent également l'effet néfaste d'un trouble du sommeil sur notre tolérance au glucose et qui est étroitement impliqué dans les risques de développer un diabète de type 2.

Quoi faire avec toutes ces informations? Déterminez le problème majeur, foncez dedans et réglez-le. Ce qui suit vous aidera à définir le soi-disant problème, mais n'est d'aucune manière une façon de poser

---

[17] Sur de jeunes sujets en santé, en carence de sommeil pendant 6 jours (4 heures au lit), et suivant une récupération de sommeil normal, le glucose sanguin après le petit déjeuner était plus élevé en état de sommeil brisé même si la réponse à l'insuline était normale ou légèrement élevée. La différence dans la réponse suffisamment élevée pour une dysfonction de la tolérance au glucose. Ces résultats ont été obtenus par un test de tolérance au glucose par intraveineuse. La vitesse de métabolisation, mesure quantitative de la tolérance, était 40 % moins rapide dans l'état de sommeil perturbé et la réponse au glucose avait diminué de 30 %.

un diagnostic. Si vous croyez avoir un problème en particulier qui vous inquiète, s'il vous plaît, consultez votre médecin de famille et ayez la conscience tranquille. Si tous les chiffres reviennent à la normale, revenez à ce livre et posez-vous les questions nécessaires. Voyez ce qui suit comme un coffre à outils qui vous aidera a revenir sur le droit chemin lorsque le besoin se fera sentir.

1. **Difficulté à trouver le sommeil**
   Probablement un problème de cortisol élevé en fin de soirée. Le cortisol a une courbe qui varie durant la journée. Élevé le matin, il redescend graduellement pendant la journée pour finir en bas de l'échelle en fin de journée, ce qui est la norme généralement pour tout un chacun... dans un monde idéal.

   Pour ceux qui ont de la difficulté à s'endormir le soir, ou qui sont incapables de relaxer le soir, c'est un signe que le cortisol est encore élevé dû à une multitude de facteurs. Stress de la journée, charge de travail, entraînement (comme nous l'avons vu précédemment), problème de santé, stress émotionnel, alimentation, etc. Les petites collations de fin de soirée causent souvent plus de dommages que de bien. Votre entourage pourrait aussi être en cause. Des personnes négatives de notre entourage, autant que les collations de fin de soirée, peuvent elles aussi causer plus de tort que de bien.

   Je vois souvent, très souvent, des clients exécutifs qui travaillent tard le soir (dit-il en écrivant ceci assis sur son balcon à 23 h) à leur ordinateur, bien assis dans leur lit. Voici deux problèmes liés à cette petite habitude. Premièrement, la lumière bleue, qui est maintenant pointée du doigt par les spécialistes du sommeil, provoque un effet sur le système cognitif et nerveux de la même intensité qu'une journée bien ensoleillée, bronzage en moins. Cette lumière vous allume autant que le soleil directement au visage. Alors impossible de vous endormir immédiatement, car votre cerveau est en mode « éveil ». Deuxièmement, travailler au lit est très contradictoire pour votre matière grise. Chaque lieu de votre maison a sa fonction. Le salon est pour relaxer, la cuisine pour manger, la douche pour vous laver, la toilette pour..., la chambre pour dormir. Si vous demandez à votre cerveau de travailler alors que pendant des années vous lui avez demandé de se mettre en mode dodo et récupération, le message deviendra « travail » au lieu de « sommeil ». Heureusement que c'est facile à reprogrammer.

Aller au lit plus tôt et travailler le matin en déjeunant. Vous êtes du genre à vous lever à la dernière minute? Probablement parce que vous êtes incapable de vous endormir, car votre cerveau fonctionne encore à 100 % lorsque c'est normalement le temps de calmer le tout. Vous avez peur d'oublier les informations qui passent dans votre boîte à penser? Avant de fermer la machine, accordez-vous un moment pour prendre des notes, en écoutant la télévision ou simplement en relaxant en bonne compagnie. Le lendemain matin, frais et dispos, vous aurez les idées fraîches et travaillerez d'une façon encore plus efficace, car la nuit porte conseil, non?

2. **Difficulté à rester endormi**
    Le méridien du foie dérangé a l'habitude de vous réveiller entre 2 et 3 heures du matin; c'est souvent un signe de perturbation de la digestion ou d'intolérance alimentaire. Révisez votre journal alimentaire et soupçonnez les aliments que vous consommez plus que régulièrement. Noix, œufs et produits laitiers sont souvent les petits troubles cachés. Tentez d'éliminer les aliments que vous mangez régulièrement et remplacez-les par d'autres et remarquez les changements, comme un meilleur sommeil ou une énergie plus stable durant la journée.

3. **Difficulté à vous réveiller**
    Niveau de cortisol faible le matin : comme je l'expliquais précédemment, le niveau de cortisol est à son plus haut le matin. Par contre, lorsqu'il est bas, des symptômes se font sentir tel que brouillard du cerveau et de la pensée, irritabilité ou un gros manque d'énergie et de motivation générale. Mangez une collation régulièrement avant de se coucher mène tôt ou tard à ce genre de problème. Sauf que si les collations tardives sont hors de l'équation, remédiez au problème le plus rapidement possible.

Une façon naturelle de retrouver un niveau normal de cortisol le matin est de boire un verre d'eau tiède avec une cuillère à thé de sel de mer. Après quelques jours, vous devriez ressentir une légère différence, plus d'énergie et un sommeil de meilleure qualité.

4. **Toutes ces réponses**
   Cortisol inexistant : Ce cas-ci est extrêmement compliqué et comme on dit en anglais « too little too late » ou en bon français, trop peu trop tard. Ce genre de situation est comme un feu qu'on laisse mourir. Au lieu de le nourrir, et qui est visiblement en train de mourir, mais que rien n'est fait pour le réanimer. Je ne parle pas ici de quelques jours, mais bien de quelques mois.

   Les symptômes habituels sont tous ceux mentionnés aux numéros 1, 2, 3, ainsi que prise ou perte de poids inexpliquée, fatigue générale, sentiment de dépression, anxiété, baisse de pression, vertigo, difficulté à se concentrer ou trouble de mémoire, difficulté à récupérer d'une simple grippe ou d'une infection, rage de bouffe (sucré ou salé), perte capillaire inexpliquée, nausée, libido inexistante, trouble du sommeil prononcé, constipation et diarrhée en alternance, SPM et menstruations hors de contrôle, inhabituelles ou irrégulières, problème d'articulation inexpliqué, facilité à tomber malade ou à attraper des infections, etc.

Comme vous l'avez remarqué, les symptômes se ressemblent, mais ces derniers ont l'habitude de se remettre dans le pétrin une fois que ça recommence à aller mieux. La fatigue surrénale est l'incapacité à ne pas voir les symptômes précurseurs de fatigue et de surmenage. J'utilise un test très simple pour voir si un de mes athlètes ou clients est en surentraînement ou surmenage et dernièrement, ce test a même fait la manchette dans le cadre d'une étude réalisée par l'université canadienne McMaster, qui démontra[18] qu'il est possible de prédire les

---

[18] Cette étude effectuée auprès de 140 000 personnes à travers 17 pays a été la plus large et la plus complète des recherches effectuées sur la force de préhension qui prédit les risques de mortalité, cardio vasculaire ou autres troubles cardiaques. L'étude à révélé qu'une baisse de 5 kilos (environ 11 lbs) était liée a une augmentation de 17 %

risques de décès par maladies cardio-vasculaires avec ce test très simple. Détrompez-vous, le simple fait de travailler sa force de préhension ne vous fera pas vivre plus longtemps, mais la relation entre votre force musculaire et votre santé générale en dit long. J'utilise sensiblement le même barème que l'étude en question. Lorsque je vois une baisse d'environ 10 lb sur le dynamomètre, je commence à me poser (et à mon athlète) des questions. Ça ne veut toujours pas dire qu'ils doivent retourner à la maison, mais des solutions doivent être apportées avant qu'il ne soit trop tard.

Avant n'importe quel changement, je me dois de regarder les habitudes qui causent la plupart du temps les problèmes ou qui ne font que les garder en vie. En voici quelques-unes qui apporteront de la qualité à vos nuits de sommeil.

Travailler plus tôt le matin au lieu de faire votre travail avant de vous coucher. J'en conviens que c'est frais dans votre tête, mais elle est fatiguée de sa journée et je suis sûr que la nuit de sommeil d'hier n'était pas très reposante. Alors, fermez tout, louez-vous un bon film divertissant ou un documentaire d'une platitude extraordinaire et « chillaxez »!

Par contre, je vous conseille fortement de vous coucher plus tôt. De cette façon, vous pouvez travailler avec la tête fraîche et dispose, car tout le monde le sait bien, la nuit porte conseil. Alors, levez-vous du bon pied, prenez un déjeuner de viandes et noix, et faites votre travail avant de quitter le bureau.

Le rituel prédodo est extrêmement important et je vous suggère fortement d'en avoir un. Il devrait être le plus simple possible dans le but de vous mettre dans l'ambiance, c'est-à-dire, tamiser l'éclairage, comme j'indiquais précédemment, regarder une émission qui ne vous enflamme ni ne vous survolte, comme un documentaire au Canal Découverte et laissez votre corps et votre esprit oublier le stress de la journée.

---

des risques de décès par troubles cardiovasculaires, 9 % par accident vasculaire cérébrale et 7 % de risque de crise cardiaque.

Cela va sembler contradictoire, mais fermer tous les appareils électroniques. Ce conseil s'adresse à ceux qui ne peuvent s'endormir devant la télévision. S'il vous est impossible de vous endormir devant la télévision, c'est sûrement la lumière bleue qui vous dérange. Même si elle est moins mauvaise que les ordinateurs, les télévisions haute définition sont souvent extrêmement claires et ont le même effet sur vos yeux et votre cerveau. Le problème est pire si vous avez une télévision dans la chambre. Comme pour le travail, écouter la télévision au lit est à proscrire.

Combien de fois avez-vous commencé à écouter les nouvelles et que le stress et la boîte à penser se sont mis à tourner à fond de train? Même chose pour les tablettes et téléphones. Il existe de plus en plus de recherche montrant les effets néfastes de la lumière bleue, mais aussi ceux des ondes et des fréquences constantes que ces appareils émettent.

Alors pour réduire le stress, évitez la télévision et passez du temps avec les êtres aimés, sans tablette ni téléphone, comme dans le bon vieux temps.

Un des meilleurs conseils que je peux vous donner pour terminer est le **journal de gratitude**. Ce petit truc m'a été montré par mes mentors et je m'assure de le faire à tous les soirs avec mes enfants accompagnés de ma femme. Même si la journée a été merdique, je revois avec eux tous les moments positifs de leur journée dans le simple but de la terminer sur une bonne note et dans un état mental positif.

Le cortisol est quelque chose dont on a besoin pour vivre, mais en excès, il peut nous rendre malades très rapidement. Au début de l'humanité, le cortisol servait à notre survie. Les seuls moments de stress que l'humain vivait étaient lorsqu'il chassait ou en période de famine. Maintenant chez certains, le cortisol est quasiment en production constante, par le stress mental, physique, émotionnel qu'il engendre, et par ce que l'on mange et les toxines auxquelles nous sommes exposés et que notre corps doit détoxifier.

Le sommeil est l'une des premières choses à être perturbées lorsque la courbe normale du cortisol commence à être déséquilibrée. Reconnaître les signes avant-coureurs de stress et de troubles du sommeil vous sauvera bien du temps d'attente dans les cliniques et vous ajoutera un certain nombre d'années au chapitre de la longévité. Visez à toujours recharger vos batteries avant qu'elles ne se vident complètement.

Habitude n° 4 : Tenez-vous loin des aliments modifiés.

Ceci doit être l'une de vos priorités absolues. Si vous avez déjà essayé la diète paléolithique ou méditerranéenne, vous devriez avoir senti une différence assez rapidement. Lorsque nous mangeons le plus près possible de ce que nos ancêtres avaient l'habitude de manger, il est pratiquement impossible de ne ressentir aucune différence.

Il existe d'innombrables raisons pour lesquelles vous devriez éviter ces aliments. Peut-être à cause des additifs imprononçables qu'ils renferment ou parce qu'ils sont souvent faits à partir d'aliments génétiquement modifiés (GMO) ou que ces produits sont le résultat d'une agriculture trempée dans le glyphosate[19].

Éliminer ces aliments, rapides et pratiques, de notre alimentation exige de nouvelles habitudes. Il faudra dorénavant prendre un peu plus de temps pour faire cuire nos repas au lieu de simplement ouvrir une petite boîte et le tour est joué. Ce petit changement d'habitude semble très coûteux en temps, mais le temps passé à préparer sera remplacé par une nouvelle santé et une nouvelle silhouette.

Ne soyez pas surpris si je vous dis que même nos fruits et légumes sont libellés dans cette catégorie. Les aliments modifiés génétiquement font

---

[19] Le glyphosate est classé depuis le 20 mars 2015 comme cancérogène « probable » par le Centre international de recherche sur le cancer. Le 12 novembre 2015, l'Autorité européenne de sécurité des aliments (EFSA) a estimé au contraire qu'il était improbable que le glyphosate, dans les conditions actuelles d'usage et d'exposition, présente un danger cancérogène pour l'homme. Elle justifie sa conclusion contraire à celle du CIRC par la prise en compte d'un certain nombre d'études non évaluées par ce dernier. Certains défenseurs de l'environnement, comme Greenpeace, ont critiqué cette décision et soulevé la question de l'indépendance de cette agence, en affirmant que le rapport s'appuie en grande partie sur des études non publiées commandées par les producteurs de glyphosate.

graduellement leur entrée dans nos supermarchés, avec un code légèrement différent.

Voici les bases de ce que vous devez savoir :

S'il n'y a que quatre chiffres au code PLU (*Price look up*), cela signifie que le produit a été cultivé de manière classique ou « traditionnellement » avec l'utilisation de pesticides. Les quatre dernières lettres du code PLU sont tout simplement le genre de légume ou de fruit. Un exemple est que toutes les bananes comportent l'étiquette avec le code de 4011.

S'il y a cinq chiffres au code PLU, et que le nombre commence par « 8 », cela vous dit que l'article est un fruit ou un **légume génétiquement modifié**. Ainsi, il est impossible de manger des produits bios qui sont cultivés à partir de semences génétiquement modifiées. Une banane génétiquement (GE ou OGM) modifiée aurait le code 84011.

S'il y a cinq chiffres au code PLU, et que le nombre commence par « 9 », cela vous dit que le produit a été **cultivé de façon biologique** et n'est pas génétiquement modifié. Une banane biologique aurait le code 94011.

Plusieurs recherches sont disponibles à ce sujet et même les médias commencent à en parler et nous informer sur les dangers potentiels de ce genre de modification génétique effectuée sur nos aliments et produits. Le problème est que certains de nos médias sont financés par ces mêmes compagnies d'agriculture et pharmaceutique. Il existe un énorme lobby, tant du côté des nutritionnistes que des médias sur les aliments que l'ont croit « santé », car l'appât du gain sera toujours primé.

Comment peut-on suggérer de suivre le guide alimentaire canadien quand le taux d'obésité est en hausse constante depuis vingt ans? Il a visiblement quelque chose qui ne fonctionne pas avec cette approche, mais quand les principaux investisseurs fournissent aussi les principales recommandations de la fameuse pyramide du guide alimentaire, comment et à qui devrions-nous faire confiance lorsque vient le temps de savoir quoi manger et comment être en santé?

En écoutant ce que le gouvernement veut bien nous faire croire et prendre la voie la plus facile?

Il ne suffit plus de regarder les nouvelles de fin de soirée, mais surtout, les pauses publicitaires. Vous ne verrez que des annonces de malbouffe et de sucreries, spécialement conçues pour vous faire succomber à la tentation. Les nouvelles sont déprimantes la plupart du temps alors pourquoi ne pas faire descendre le cortisol (inconsciemment) avec des croustilles ou une bonne tablette de chocolat avant de se coucher? De cette façon, vous vous lèverez tout croche le lendemain matin, vous serez encore plus fatigué le soir suivant et c'est le début d'une roue qui tourne sans fin. Voici une raison de plus d'éteindre votre téléviseur le soir ou de regarder autre chose que des nouvelles tout aussi déprimantes d'un soir à l'autre.

Lorsque vient le temps de penser santé, pensez à vos buts et vos besoins personnels et non pas aux recommandations générales de monsieur et madame tout le monde. Le but est de magasiner et de manger santé. Nettoyez vos fruits et légumes avant de les consommer pour éliminer les pesticides. Achetez des produits locaux et biologiques le plus souvent possible. J'en conviens que c'est plus dispendieux, mais le retour sur votre investissement se fera rapidement.

Malgré les dires de certains nutritionnistes et diététistes, une des premières choses que j'élimine avec mes clients – lorsque je soupçonne des problèmes digestifs ou d'ordre intestinal – est le GLUTEN. Eh oui! Je suis un de ceux qui croient que le gluten est bel et bien un des problèmes majeurs de notre époque. Chaque personne est différente et chacune a ses symptômes. J'aimerais vous dire que c'est plus simple, et qu'il existe des symptômes communs, mais ce n'est pas le cas. Certains symptômes peuvent se manifester quelques semaines après, certains immédiatement. Depuis des problèmes d'irritation de la peau inexplicables jusqu'à des problèmes d'intolérance alimentaire aux aliments soi-disant santé. Qui voudrait croire que le gluten peut vous rendre intolérant à d'autres aliments?

Voyez les intestins comme un tuyau de plomberie. Si certaines choses comme les gras ou restants de viande ne passent pas bien dans la tuyauterie et en bloquent certaines parties, alors le gluten fait possiblement la même chose dans certaines parties de vos intestins. Il en résultera des accumulations suivies d'un blocage ce qui rendra cette section d'intestin moins fonctionnelle. Tout ce que vous mangerez par la suite en sera affecté. Ces parties d'intestin deviendront tôt ou tard perméables, devenant des antigènes en pénétrant la circulation sanguine, provoquant des inflammations et des intolérances alimentaires.

Même si vous croyez que le gluten ne vous affecte aucunement, essayez de l'éliminer pendant 30 jours, juste pour faire un essai. Si vous voyez une nette différence dans votre capacité de concentration, votre digestion, une nette amélioration d'un problème articulaire récurrent, ou une perte de poids facile et inexpliquée, vous venez de trouver un des problèmes majeurs qui vous gardait loin des résultats que vous vouliez obtenir.

Même chose avec le lait. Grâce aux injections d'hormones de croissance bovine[20], les vaches **augmentent leurs rendements de production laitière d'aux moins 15 %**, soit une augmentation moyenne d'un gallon, ou 3,80 litres, par jour. Une conséquence de l'injection de Posilac est l'augmentation significative des mammites, l'inflammation des pis assez courante dans les troupeaux à haut rendement. Cette inflammation fait en sorte qu'il y a présence de pus dans le lait. D'après une étude réalisée par l'Université du Vermont sur un groupe test, le taux de mammites atteignait les 40 % dans le groupe des vaches traitées avec le rBGH alors qu'il n'était que de 10 % parmi le groupe témoin, qui ne recevait pas le traitement.

---

[20] L'hormone de croissance bovine, ou somatotropine, est une hormone naturelle que sécrète l'hypophyse des vaches après la naissance d'un veau et qui permet de stimuler la production de lait en mobilisant les réserves corporelles de la vache. La somatotropine a été découverte en 1936 par une équipe de chercheurs soviétiques, qui essaya ensuite de la reproduire afin de stimuler la production laitière des cheptels, mais les techniques de l'époque ne permirent pas la production d'une hormone artificielle. À la fin des années 1970, des chercheurs de Monsanto réussirent à isoler le gène responsable de la production de l'hormone. Par manipulation génétique, ils réussirent à introduire le gène dans une bactérie, l'*Escherichia coli* (ou « colibacille », bactérie commune qui peuple la flore intestinale des mammifères, y compris de l'homme), permettant ainsi sa fabrication à grande échelle. Cette hormone transgénique a été baptisée par Monsanto « Recombinant Bovine Somatotropin » (rBST), ou « recombinant Bovine Growth Hormone » (rBGH). Dès le début des années 1980, la firme commence à organiser des essais dans des fermes expérimentales lui appartenant ou en collaboration avec des universités comme celle du Vermont ou Cornell.

Ces problèmes de mammites ont une autre répercussion sur la qualité du lait, car pour traiter ces inflammations, les agriculteurs ont recours à des injections d'antibiotiques dont des résidus se retrouvent dans le lait. Ces mêmes antibiotiques se retrouvent ensuite dans l'organisme du consommateur et participent au développement de souches pathogènes résistantes aux antibiotiques[xix].

Une des nombreuses leçons que j'ai apprises de mon collègue Mark Schauss est celle-ci : *notre corps est comme un révolver et les toxines/produits chimiques sont comme les balles que l'on y insère. À chaque exposition à l'une de ces toxines, vous insérez une balle dans le barillet. Une journée, vous vous levez et la vie tire la gâchette.*

Habitude n° 5 : Servez-vous de votre matière grise.

Prenez 30 minutes par jour pour faire quelque chose de nouveau ou travailler à de nouveaux projets. Ça ne semble pas tellement productif et même, ça pourrait vous ralentir dans vos projets actuels. Le simple fait de vous sortir de votre routine et d'entreprendre une nouvelle activité ou d'explorer d'autres avenues vous rafraîchira grandement les idées et vous permettra peut-être même d'en avoir de nouvelles.

Nous avons tous ces petits instants de folie et de grandeur qui ne cherchent qu'à être explorés et développés. Parlez-en à l'inventeur des « Snuggies », ces vêtements qui ressemblent au costume des extrémistes blanc, le Ku Klux Klan (KKK), sans le chapeau. Ce type en a vendu plus de 25 millions! *Il n'a fait qu'ajouter des manches à une couverture*!

Faire quelque chose de nouveau éveille le côté créatif de votre cerveau. Jour après jour, nous ne faisons ce que nous savons, ce qui est confortable, sans réellement mettre à l'épreuve nos connaissances. Nous demeurons dans notre zone de confort et si par malheur nous en sortons, nous espérons trouver une porte de sortie le plus rapidement possible.

Il est excellent d'avoir une bonne routine, mais en sortir de temps à autre peut vous ouvrir de nouveaux horizons. Un des meilleurs exemples à ce sujet est Sir Richard Branson.

« Mon intérêt dans la vie est de toujours me fixer des objectifs hors du commun, voire presque impossible et essayer de faire encore mieux. En ayant toujours la perspective de vivre ma vie au maximum, je sentais le besoin de le faire. »

Habitude n° 6 : Soyez reconnaissant.

Vous vous devez d'être en bonne santé, mais vous le devez aussi à votre entourage. Soyez reconnaissant envers vos proches, vos amis, votre famille et la nature qui vous entoure. À part le fait que cette attitude vous mettra dans un état général positif, il en sera de même avec votre entourage. C'est comme la grippe, il faut contaminer tout le monde avec du bonheur et du positivisme.

Habitude n° 7 : Prévenir avant de guérir.

Comme dans les 5 habitudes des guerriers et les écrits de Yojokun, nous devons gagner la bataille avant qu'elle n'arrive, et dans ce cas-ci, nous parlons de la maladie. Que ce soit une simple grippe ou d'affections plus graves telles que le syndrome du côlon irritable, la dépression ou même plusieurs types de cancer, nous devons penser prévention. Sans laisser de côté la médecine, qui est indispensable, nous devons penser une étape avant la maladie, car la guérison est dans la prévention. Malheureusement, nous sommes portés à croire que les compagnies pharmaceutiques et la médecine moderne ne voient aucun intérêt financier en la guérison. À part quelques médecins extraordinaires et visionnaires qui veulent absolument changer le cours des choses et n'ont qu'un but, la guérison, nous sommes malheureusement laissés à nous-mêmes et devons prendre les choses en main. J'espère qu'un jour la médecine moderne et la médecine holistique pourront un jour collaborer.

Habitude n° 8 : Utilisez votre temps intelligemment.

Malgré toutes les stratégies disponibles pour maximiser votre temps, éliminer les pertes de temps et d'énergie inutile restera toujours la première chose à faire. Tout le monde sait ce qu'il faut faire, mais il est tout aussi important de reconnaître et de garder un œil sur ce qu'il ne faut pas faire. Nous connaissons tous nos faiblesses, mais les ignorer ne fait que leur donner plus de puissance. Ce qui suit va à l'encontre de ce que tout bon programme ou coach de vie vous dira, mais ces programmes ne fonctionnent pas pour tous.

Faites-vous une liste « À ne pas faire » et servez-vous-en comme aide-mémoire de votre journée (p. ex. ne pas aller plus que 30 minutes par jour sur Facebook ou Twitter, ne pas travailler après 21 heures, ne pas boire moins que 3 litres d'eau, etc.). Chaque petite chose qui vous empêche (et vous le savez très bien) d'atteindre vos buts plus rapidement et qui nourrit votre procrastination. Désirez-vous flâner sur instagram plus que vous désirez cette promotion?

Il existe un autre problème difficile à surmonter : il s'agit de la capacité de dire « non ». Il faut prioriser et prendre des risques, suivre notre instinct et choisir des tâches réalisables. Dire non à des « situations » ou à des évènements qui risquent de nous retarder est à mon avis, pas très sorcier.

Voici une petite histoire qui illustre bien ce que prioriser veut bien dire. Un professeur installa un bocal vide sur son bureau. Il commença son cours en déposant de grosses pierres à l'intérieur du bocal et demanda : « Est-ce que le bocal est plein? » Évidemment, tous les élèves ont répondu « non ». Le professeur continua de remplir le bocal, mais en posant de petits cailloux entre les grosses pierres jusqu'à ce qu'il n'y ait plus de place. Il demanda encore une fois si le bocal était plein, question à laquelle la majorité des élèves ont répondu « oui ». Il continua d'emplir le bocal, cette fois-ci en versant du sable entre les cailloux et les grosses pierres. Il demanda encore une fois à ses élèves si le bocal était maintenant plein. Ils ont tous répondu « oui », mais au même moment, il versa de l'eau dans le bocal qui combla tous les espaces vides. « MAINTENANT il est plein! », s'exclama-t-il.

Sans attendre un instant de plus, il recommença le même exercice, seulement cette fois-ci, il commença avec l'eau, ensuite le sable, suivi des petits cailloux. Lorsque ce fut le tour des grosses pierres, il n'y avait plus de place dans le bocal.

Quelle est la leçon à tirer de cette histoire? Commencez avec les grosses pierres avant tout, qui représentent les priorités absolues, et tout le reste se mettra en place. En consacrant votre énergie à des détails ou à des tâches qui ne sont pas importantes ne fera que vous éloigner de vos priorités et vous faire perdre encore plus de votre temps. Planifiez votre semaine et priorisez les grosses pierres. Réservez vos dimanches soir pour organiser l'ordre de vos priorités et votre horaire de la semaine.

Incorporez aussi des buts personnels, comme des objectifs nutritionnels ou santé, ou quelque chose qui peut vous approcher de vos buts et objectifs. Si, par exemple, vous voulez améliorer votre composition corporelle, un de vos buts pourrait être de manger une source de protéine 5 à 6 fois par jour. Préparer vos repas à l'avance pourrait aussi vous approcher de vos buts.

Commencez avec 5 grosses pierres (priorités) par semaine, ce qui veut dire environ une par jour. Votre habilité à gérer un minimum de 5 priorités vous aidera à inclure plus d'une priorité par jour. Par contre, vos priorités les plus importantes exigeront une plus grande partie de votre temps, alors assurez-vous de leur accorder le temps nécessaire. Le meilleur temps pour accomplir vos tâches prioritaires est le matin, aux premières heures de la journée.

Habitude n° 9 : Couche-tôt, lève-tôt, l'avenir vous appartient.

Certains ont besoin de six heures pour fonctionner de façon optimale tandis que d'autres nécessitent un minimum de 9 heures, et amplement de café, sinon, prenez garde. Donc, les besoins varient grandement d'un individu à l'autre. Ma recommandation est d'aller au lit avant 23 heures et de se lever entre 6 et 7 heures.

Se lever tard bousille votre horaire de nombreuses façons. Premièrement, vous manquez votre déjeuner, le repas le plus important de votre journée. Souvent pour la perte de poids, on suggère de manger plusieurs repas dans la journée. Si vous manquez le déjeuner, il vous sera presque impossible d'aller chercher les nutriments et calories nécessaires pour votre journée, sans tomber dans l'excès au repas suivant[21], car cet excès influencera négativement votre sucre sanguin et jouera avec votre énergie et votre état d'esprit toute la journée. Même avec une discipline d'enfer, il sera plus difficile de résister à la tentation des petites collations de fin de soirée ou prédodo. Les petits « snacks » de fin de soirée dérangeront votre sommeil réparateur, car l'énergie sera concentrée sur la digestion au lieu de s'occuper de la détoxification et de la régénération des tissus.

Je conviens que sauter le déjeuner occasionnellement n'est pas alarmant, mais la cascade de problèmes possible de cette négligence peut en emmener plusieurs autres de façon sournoise et souvent hors de votre contrôle.

La plupart des hommes d'affaires qui me consultent apportent du travail à la maison pour finir le tout en fin de soirée. Une des habitudes que je m'efforce d'éliminer est de travailler avec l'ordinateur au lit. La lumière bleue de l'écran a le même effet que la lumière du jour, qui nous allume et donne un signal d'éveil. Il est extrêmement difficile de s'endormir par la suite, du moins, pour le cerveau. Ensuite, les testicules se font cuire par la chaleur de l'ordinateur. Pas fameux pour la fertilité.

Quoi faire alors? Ne travaillez pas avant d'aller au lit. Je vous suggère de vous lever plus tôt comme je l'ai mentionné précédemment. Vous serez plus productif et cela vous obligera à prendre un déjeuner riche en protéines pour optimiser vos niveaux de neurotransmetteurs pour attaquer votre journée.

---

[21] Il est prouvé que ceux qui sautent le petit déjeuner ont des niveaux plus élevés de leptine, le portier du métabolisme des graisses, liée à l'hypertension artérielle, l'obésité, les maladies cardiaques et accidents vasculaires cérébraux, ainsi que les problèmes liés au taux de sucre dans le sang. Des niveaux élevés de leptine et la résistance à la leptine peuvent aussi accompagner une diminution de la fertilité et contribuer à l'obésité. Si vous essayez de perdre du poids ou ne pouvez améliorer un problème de santé, les chances sont que vous avez une résistance à la leptine. Si vous ne pouvez coller à vos nouvelles habitudes santé, les chances sont que vous avez une résistance à la leptine .

Habitude n° 10 : Vider votre verre.

Nous aimons tous aller au cinéma, prendre un verre entre amis ou faire une petite sortie resto pour relaxer notre boîte à penser et oublier tous nos soucis. À quand remonte la dernière fois où vous vous êtes assis tranquille et avez arrêter de penser? C'est-à-dire penser à absolument rien, un arrêt complet de votre cerveau, en état d'éveil? Il s'agit d'un type de méditation[22] bien simple. Maintenant, après avoir roulé vos yeux et sauté directement à la prochaine habitude, finissez de lire ce paragraphe. Souvent, quand quelqu'un pense à la méditation, Gandhi apparait soudainement vêtu de blanc avec des pantalons à la MC Hammer[23] assis sur un tapis avec une odeur d'encens. Il s'envole soudainement sur les nuages d'encens et commence à nous parler de la vie et de notre but sur la terre.

En réalité, la méditation est une façon de se vider l'esprit et de faire la paix avec soi-même. Elle est un instant d'égocentrisme, de centralisation personnelle. Certains ont la capacité de le faire assis sur un banc de parc, d'autres doivent absolument le faire dans une pièce réservée à cet effet à la maison. Vous n'êtes pas obligé d'avoir franchi le niveau de moine suprême pour pratiquer la méditation... Vous n'avez qu'à pratiquer pour vous-même, dans votre tête et dans votre âme.

Voici un exemple simple de ce qui pourrait se passer lors d'une séance de méditation. Vous êtes à la recherche du vide total. Vous laissez aller toute pensée en vous visualisant en train de vider un gros coffre en bois. En vous voyant en train de vider le coffre, une pensée après l'autre, le

---

[22] La méditation désigne une pratique mentale ou spirituelle. Elle consiste souvent en une attention portée sur un certain objet de pensée ou sur soi. La méditation implique généralement que le pratiquant amène son attention de façon centripète sur un seul point de référence. C'est une pratique visant à produire la paix intérieure, la vacuité de l'esprit, des états de conscience modifiés ou l'apaisement progressif du mental voire une simple relaxation.

[23] Pour les plus jeunes, MC hammer, rappeur, danseur, entrepreneur et acteur américain. Il était connu à l'échelle internationale dans les années 1980 et 1990. Il est reconnu notamment pour ses tubes *U Can't Touch This* et *2 Legit 2 Quit*, ses pas de danse, ses chorégraphies, et pour son éponyme pantalon Hammer. Ça vaut le petit détour de deux minutes sur Youtube.

coffre ce vide graduellement et soudainement, vous devenez libre de toute pensée qui se trouvait dans l'immense coffre en bois.

Certains aiment visualiser un gros bureau avec un nombre incalculable de tiroirs qu'ils vident un à un jusqu'à ce qu'ils arrivent à vider le dernier tiroir avec une poubelle visiblement immense, mais pleine de pensées inutiles.

Ce ne sont que deux exemples très simples comment effectuer un voyage de paix intérieur au nord de soi-même. Le but ultime est de trouver la paix intérieure, la vôtre. Videz votre coffre à pensées, souvent négatives, pour faire place aux pensées positives, dès maintenant.

Avec la surcharge d'information et de message donc nous sommes bombardés tous les jours, il est souvent facile de se sentir submergé et incapable de réfléchir de façon calme et logique. Il est facile de se laisser emporter et de laisser le stress nous envahir. Il existe un lien étroit entre l'anxiété et la déficience de magnésium. Puisque le magnésium est responsable de plus de 300 procédés chimiques dans le corps humain, une carence en ce minéral extrêmement important pour le corps humain est un problème très grave.

Il est indispensable à la synthèse des neurotransmetteurs et donc à l'équilibre psychique, à l'utilisation et au stockage du glucose sous forme de glycogène, au métabolisme énergétique et à la contraction musculaire. Il est aussi responsable de l'activité électrique, et favorise donc notre capacité d'apprentissage et de mémorisation. De plus, il aide à la sécrétion de sérotonine[24].

Habitude n° 11 : Choisissez bien votre entourage.

Vous êtes la moyenne des 5 personnes avec qui vous passez le plus de temps. Elles influenceront votre attitude, votre énergie, vos pensées et

---

[24] La sérotonine est un messager chimique du système nerveux central impliqué dans plusieurs fonctions physiologiques comme le sommeil, l'agressivité, les comportements alimentaires et sexuels, ainsi que dans la dépression.

votre état émotionnel que cela vous plaise ou non. Disons que vous décidez d'adopter de meilleures habitudes de vie, mais que, malheureusement, vos amis sont complètement différents, qu'ils ont un mode de vie qui laisse à désirer. C'était sensiblement la situation à laquelle était confrontée ma cliente Maria, l'avocate dont il est question dans un chapitre précédent. Le défi majeur dans son cas était son entourage, c'est-à-dire ses amis proches. J'en conviens que changer d'amis est un nouveau « protocole » un peu spécial, mais en réalité — n'ayons pas peur des mots — certains d'entre eux sont d'incroyables perdants. Ils sont l'incarnation parfaite du stéréotype de l'ami qui nous vide notre énergie à cause de son état constant de négativité.

Mon ennemi numéro 1 avec mes clients est leur entourage et leur famille immédiate. Croyez-le ou non, certaines personnes ne veulent pas la réussite des autres. Dans notre société actuelle, ils sont nombreux à vouloir le maximum de résultats en échange du moins d'efforts possible. Lorsqu'ils sont confrontés à la dure réalité du succès, à l'acharnement et à la réussite de ceux qui décident de faire quelque chose de leur vie, ils ne perdent aucune occasion de les rabaisser et de trouver le maximum d'excuses pour lesquelles ils sont incapables de le faire eux-mêmes. Ils se donne comme but premier de baisser à leur niveau ceux qui ont durement monté les échelons.

Ce sont VOS buts et VOTRE vie. Les personnes qui ont du succès ne s'entourent pas de « losers ». J'ai dû faire le ménage dans mon entourage, car je savais pertinemment que mon temps pouvait être beaucoup mieux investi qu'avec certaines personnes qui me vidaient de toute mon énergie. Vos vrais amis vous aideront et vous appuieront jusqu'au bout. Je n'ai jamais regardé personne de haut, seulement je devais toujours leur donner la main pour les aider à se relever. Toute personne désireuse d'améliorer ses habitudes et sa qualité de vie se doit de faire ce petit ménage, s'il y a lieu. Tous ceux que j'ai eu le plaisir d'aider ou de rencontrer m'ont confirmé que cela a facilité l'atteinte de leurs objectifs.

Habitude n° 12 : Mastiquez bien.

J'imagine votre regard, comme si quelqu'un venait de vous dire que la terre est plate. Ça semble si simple, mais la plupart des gens n'y pensent pas et c'est une des habitudes qui prend le large lorsque nous sommes pressés. Évidemment, la vie dans notre société — basée sur des journées de travail de plus en plus longues et des pauses de plus en plus courtes, ou pratiquement inexistantes — nous force à faire tout rapidement, y compris manger.

Plusieurs peinent à prendre un petit déjeuner, car ils n'ont pas le temps le matin. C'est malheureusement bien de leur faute, car personne ne les force à rester au lit, personne à part la paresse. Imaginez-vous en train de manger, tranquillement un petit déjeuner de viande et de noix avec une bonne tasse de café. Je vous garantis que votre journée sera beaucoup plus énergétique et productive que si vous vous offrez un petit muffin, une cigarette et un café sur le coin du comptoir en vous habillant à toute vitesse juste parce que vous vous êtes levé un peu trop tard.

Bien mastiquer en mangeant prépare votre estomac à recevoir la bouffe · en question et à sécréter des enzymes digestives pour commencer le travail de digestion. Or, si vous ne mastiquez pratiquement pas, vous ne ferez que compliquer le travail de votre estomac et ne pourrez digérer convenablement vos nutriments.

C'est exactement l'un des problèmes des dîners d'affaires. La pression sociale vous fait manger comme vos partenaires d'affaires, qui eux ne font pratiquement pas attention à leur santé. De plus, vous devez négocier, ce qui apporte un certain stress à la table, et à votre système digestif. Le stress inhibe la production adéquate d'enzymes digestives donnant lieu à une cascade de problèmes après cette petite rencontre qui semblait bien banale. Vous passerez l'après-midi ballonné et ralenti par un faible niveau d'énergie. Vous mangerez trop ou très peu (selon le cas) une fois à la maison, etc.

Manger calmement, assis bien confortablement en prenant votre temps vous aidera de bien des façons à maximiser votre digestion, et même à perdre du poids. Vous ne serez pas tenté de surconsommer et vous serez rassasié plus rapidement. Votre mère avait finalement raison : mastiquer entre 5 à 7 fois avant d'avaler est meilleur pour la santé. Il faut réaliser que la digestion débute dans la bouche avec la salive[25].

---

[25] Elle joue un double rôle d'humidification des muqueuses et de préparation des

Votre cerveau ne peut pas enregistrer immédiatement que votre estomac est plein. Vous risquez donc de manger plus que ce dont vous avez vraiment besoin. Vous pouvez réduire votre consommation de calories si vous prenez le temps nécessaire et profitez de chaque bouchée de nourriture pendant les repas. Votre cerveau et votre estomac ressentent la satiété après environ vingt minutes, affirme Cara Stewart, diététiste et nutritionniste, dans un article du *Penn Metabolic and Bariatric News*. Pendant ces vingt minutes, les récepteurs informent le cerveau que votre corps reçoit des nutriments en envoyant des signaux hormonaux[26].

Dans une étude de 2008 publiée dans le *Journal of American Dietetic Association*, trente femmes en bonne santé ont été étudiées à deux reprises. Dans les deux situations, elles étaient appelées à manger à des rythmes différents. Les sujets ont utilisé des rapports pour évaluer des facteurs tels que la faim, la satiété, la soif, le désir de manger et les délices de leurs repas. Quand elles mangeaient leur repas lentement, elles consommaient beaucoup moins de calories et beaucoup plus d'eau que lorsqu'elles mangeaient plus rapidement. En outre, elles étaient moins susceptibles de se sentir rassasiées quand elles mangeaient rapidement.

Pour terminer, même si vous croyez ne pas avoir de temps le matin, ou que les dîners d'affaires sont inévitables, utilisez cette habitude à chaque repas pour assurer une meilleure digestion et continuer de vous

---

aliments pour leur digestion. Elle permet l'aisance du glissement des organes buccaux les uns sur les autres, et notamment lors des 3 000 déglutitions salivaires quotidiennes. Chez l'homme et d'autres mammifères, elle contribue directement à la digestion de l'amidon. Un humain peut produire plus de 36 000 litres de salive en une vie, soit plus d'une demi-tonne de ce liquide par an. À côté de la phonation et des repas, la déglutition salivaire est, de loin, le travail le plus important fourni par la bouche. En moyenne, il y a deux déglutitions par minute (le jour comme la nuit).

[26] L'hormone cholécystokinine est libérée par l'intestin et la leptine indique à votre cerveau vos besoins à long terme et la satiété globale basée sur la quantité d'énergie que votre corps peut emmagasiner. La leptine peut amplifier les signaux que la cholécystokinine envoie pour augmenter votre sensation de satiété et peut aider la dopamine, un neurotransmetteur à donner des sensations de plaisir après avoir mangé, selon Ann MacDonald , rédactrice en chef du *Harvard Mental Health Letter*. Si vous mangez trop vite, ces hormones peuvent ne pas avoir assez de temps pour communiquer correctement.

approcher de vos buts. Ce n'est qu'un petit sacrifice à faire pour bénéficier d'une meilleure santé gastro-intestinale.

Mention honorable
Planifiez votre journée parfaite.

Votre qualité de vie est grandement influencée par votre façon de commencer et de terminer votre journée. Vous êtes-vous déjà levé le matin en vous fracassant un orteil contre le coin d'un bureau? Comment était le reste de votre journée? Plusieurs vous diront qu'elle a été le reflet ou la continuation de la petite mésaventure du matin, c'est-à-dire désastreuse, et que c'est parce qu'ils se sont levés du mauvais pied. De mal en pis, votre journée s'aggrave. Vous perdez des documents importants et vous êtes anormalement en retard à vos rendez-vous. Conséquemment, vous arrivez à la maison dans un état semi-dépressif et épuisé mentalement, et votre seul désir est de vous précipiter sous les couvertures et d'y rester jusqu'à la fin des temps.

Plus votre santé est accaparée, plus vous serez incapable de sortir de cet état d'esprit lamentable. Par conséquent, vous perdrez plusieurs heures de sommeil la nuit suivante, et la journée du lendemain ne sera guère mieux que la journée précédente, sinon pire. C'est ce qu'on appelle « l'effet boule de neige ».

Ce type de journée existera toujours. Elle a l'avantage de vous rendre reconnaissant des journées où tout va à merveille, créant un autre effet boule de neige. C'est exactement où je veux en venir. Pendant ces journées merdiques, ne perdez pas votre temps avec la suite des choses (souvent imaginées) et ramenez votre esprit à un état positif. En ayant une idée de votre journée idéale, vous pourrez facilement visualiser comment améliorer la suite de votre journée.

Créez votre horaire idéal[27] et faites en sorte que ce soit VOTRE journée idéale. Imaginez-vous dans un état de satisfaction totale où tout se

---

[27] N'oubliez pas que les licornes n'existent pas, alors gardez vos buts et objectifs réels et atteignables. Une liste comme « gagner le million », « partir en vacances à Casablanca » et « rencontrer l'âme sœur » est ce que j'appelle un « Tableau du visionnaire », qui sont des objectifs (possibles) à long terme ou rêves.

déroule, ou que vous croyez que tout se déroule, selon vos critères d'une journée idéale, p. exemple aucun trafic, une présentation parfaite et un souper relax en famille. Voici à quoi ressemble ma journée parfaite :

- Mon réveil du matin est immédiat après une bonne nuit de sommeil.

- Je me lève plus tôt que tout le monde pour préparer le déjeuner de ma femme et de mes enfants.

- Nous avons le temps de manger un bon petit déjeuner en discutant tranquillement[28].

- Je regarde mes enfants et ma femme rire en déconnant un peu pour débuter la journée. Ça n'a pas de prix

- J'arrive au bureau, mon gym, ma passion.

- Je travaille avec quelques clients, qui ont fait leurs devoirs et ont visiblement des résultats, non seulement du côté physique, mais leur état psychologique est au mieux.

- Beaucoup de monde sur le plancher, mes entraîneurs ont eu du plaisir avec nos clients, tout le monde a le sourire et s'entraîne très fort.

- Mon entraînement est l'un des meilleurs depuis un bail. Progression constante et sensation parfaite de contrôle et de contraction.

- Retour à la maison rapide et sans trafic.

- Mes enfants me sautent dans les bras à mon arrivée.

- Ma femme a préparé un bon repas que tout le monde a apprécié.

- Une fois les enfants au lit, ma femme et moi...

---

[28] De cette façon, je les motive et les prépare mentalement pour la journée avec un état d'esprit positif et s'il faut réviser des notions pour l'école, nous prenons le temps de le faire avec eux.

- Je dors comme un bébé.

Nous avons tous un exemple[29] très vif de ce que devrait être notre journée parfaite. Vous pouvez être aussi précis que vous le désirez dans tous les petits détails comme la senteur, l'ambiance, les personnes présentes et l'heure de la journée. Plusieurs athlètes utilisent cette méthode pour recréer leurs performances idéales et ça fonctionne.

Nous avons tous déjà entendu parler de certaines routines d'athlètes connus, qui tirent souvent plus de la superstition, mais bien loin du trouble obsessionnel compulsif.

« L'obsession est ce que les gens paresseux appellent le dévouement. »

Ces athlètes ont des routines bien particulières. Ils se créent des routines qui les mèneront à leur partie parfaite ou, encore, à la performance de leur vie. Ils savent quel genre de déjeuner leur permettra de bien s'entraîner et d'être alertes tout au long de la journée, ce qui les aidera à progresser graduellement jusqu'à la compétition finale. Cela n'a rien à voir avec la superstition. Ils savent très bien que chaque jour, chaque entraînement, chaque repas bien fait est une étape de plus vers l'atteinte de leurs objectifs.

C'est ce qui est le plus important à enseigner à tous et à chacun. La raison pour laquelle les gens échouent est qu'ils ne parviennent pas à reconnaître le fait que nous sommes maîtres de nos journées.

---

[29] S'il vous faut plus de 10 minutes pour écrire votre journée parfaite, révisez vos priorités et cessez de chasser les licornes.

CHAPITRE 4
ACQUISITION DE FORCES

Il y a plus de dix ans maintenant, mon ami et Sensei Stephen et moi nous préparions pour un contrat en protection rapprochée au Rwanda. Notre mandat était de former et d'entraîner les gardes du corps de hauts dignitaires et dirigeants politiques avec toute la logistique qui s'y attache. J'ai dû m'entraîner comme eux, connaître et vivre toutes les situations auxquelles un garde du corps devait être confronté, ce qui me poussa à continuer mon entraînement pour entrer dans le monde de la protection rapprochée.

Le courage de ces samurais des temps modernes est incroyable. J'ai vécu des situations qui m'ont fait découvrir de quoi j'étais réellement fait.

Une façon de gagner des forces, de développer de nouvelles habiletés et surtout du courage est de vaincre ses peurs. Je vais vous guider à travers quelques situations à l'entraînement et comment j'ai dû m'adapter pour bâtir le programme de futurs agents de protection et aussi, comprendre comment vaincre nos propres peurs.

Il faut comprendre qu'avec un horaire surchargé et un travail où il est souvent question de vie ou de mort, l'acuité mentale et une préparation physique optimale sont des facteurs[30] extrêmement importants chez les participants. Ma tâche la plus importante pour ces jeunes samurais[31] était de les mettre dans une forme exemplaire et de m'assurer que leur

---

[30] Ce genre de stress active le système nerveux sympathique (SNS) et crée une réponse appelée « fight or flight ». Une fois activé, le système nerveux sympathique pousse le rythme cardiaque de son niveau normal de 60-80bpm à plus de 200bpm en quelques secondes. La portée optimale pour une performance au combat est entre 115-145 bpm. À 115bpm, la dextérité commence à se détériorer. À 145 bpm, les habiletés motrices complexes commencent à se détériorer et le jugement commence à être affecté. Par exemple. temps de réaction aux situations potentiellement dangereuses. À 175 bpm, les seules actions physiques que vous pouvez contrôler sont les capacités motrices globales.
[31] Le terme « samouraï », mentionné pour la première fois dans un texte du xe siècle, vient du verbe *saburau* qui signifie « servir ». Il est en fait un guerrier sans pitié qui se bat pour l'une des deux grandes familles nobles de l'époque : les Taira et les Minamoto. Le samouraï est au service d'un seigneur. Il est uni à ce seigneur par un code qui exige une loyauté absolue.

nutrition appuie leurs entraînements physique et tactique.

La logistique derrière le déplacement d'un VIP est très ardue et technique. La planification d'un transport du point A au point B, qui se déroule souvent sur plusieurs jours, comporte plusieurs problèmes/solutions, et pour chaque problème[32], il y aura 2 autres solutions possibles, qui doivent être planifiées à leur tour.

Même avec mon expérience en arts martiaux, j'ai aussi dû m'entraîner avec des techniques différentes et des équipements comme le bâton extensible PR-24 qui fut une expérience très douloureuse. Parmi tous les types de techniques que les agents ont à faire, le plus compliqué est la portion technique et juridique. Les protocoles d'interrogation après évènement pour les agents sont extrêmement compliqués, mais passionnants. Je dois dire que j'ai appris énormément de ces protocoles et parfois, j'utilise ce que j'ai appris pour préparer mes propres consultations.

J'ai vécu des situations extrêmement stressantes et j'ai pu voir l'effet immédiat de la préparation physique et mentale des participants qui ne pouvaient ou étaient incapables de terminer les mises en situation avec les directives accomplies ou non.

Voici ce que l'entraîneur de renom Charles Poliquin a à dire au sujet de ce type de réaction au stress : « Nous sommes conçus avec une réaction unique au stress intense et au danger qui s'appelle le "fight or flight" (attaque-fuite, en français). Si vous étiez poursuivi par un tigre à dents de sabre, la réponse physiologique de votre corps serait une cascade hormonale d'adrénaline et de cortisol, poussant tous vos systèmes d'énergie et l'attention vers la survie à ce danger. Pour une courte période, les priorités de votre corps passeraient de la réparation des blessures, à la détoxification et à la digestion de votre petit déjeuner au mode de survie.

---

[32] Il y a eu trois attentats contre l'ancien ministre des affaires étrangères soviétiques Eduard Shevardnadze durant et à la fin de la guerre froide. En 1995, son cortège fut attaqué par des rockets anti-tanks en pleine nuit. Après avoir vue les vidéos de l'enquête, il est humainement impossible de se préparer à ce type d'attaque, mais il fallait être prêt en tout temps.

Voici quelques réactions physiologiques du mode survie : élévation du taux de sucre sanguin, augmentation du rythme cardiaque et de la pression artérielle, ralentissement de la digestion et des changements sur le plan de l'acuité auditive[33] et visuelle[34]. Tout le monde connaît les signes et symptômes d'une sécrétion intense d'adrénaline, mais les vrais problèmes commencent lorsque nous sommes légèrement et constamment en mode survie. »

J'ai eu l'occasion d'assister à des cours spéciaux relatifs au domaine de la protection des personnes et des valeurs. Le but était de nous faire vivre toutes les situations imaginables où tout pouvait se retourner contre nous, sans que nous sachions jamais quand et comment cela allait arriver. Nous étions propulsés dans la mise en scène et nous devions nous débrouiller avec nos connaissances et un léger compte rendu de la « possible situation à venir » jusqu'à ce que l'enfer sur terre arrive devant nous. Nous vivons dans un monde de plus en plus fou, et j'en ai eu un aperçu.

Situation n° 1 : Nous devions transporter un VIP du point A au point B, à l'intersection d'une rue. Tout semblait normal, mais trop beau pour être vrai. Mon partenaire avait « le paquet » et j'étais à environ 10 pieds devant eux. Soudainement, une belle grande blonde passa entre nous (diversion). J'ai regardé mon partenaire et nous savions tous deux sans le dire que tout allait bientôt éclater. Une dizaine de secondes après, quelqu'un est sorti de nulle part et commença à nous tirer dessus. Mon partenaire poussa le VIP derrière une barricade et moi de même. J'ai tiré deux fois et mon agresseur aussi, du moins, c'est ce que je croyais.

À la fin de la mise en situation, les enseignants ont passé en revue la scène, sans éléments de stress. Nous avons appris que l'agresseur avait

---

[33] En situation de survie, la vision est ce qui nous apporte les informations les plus pertinentes de l'événement et son environnement. Par conséquent, le cerveau arrête le traitement d'information provenant d'autres sens, plus particulièrement, l'ouïe.

[34] La vision se rétrécie littéralement comme si vous regardiez à travers un tunnel, avec une réduction de plus 70% du champs périphérique. L'activation du système SNS inhibe le tir monoculaire et lors de situation de survie, on ne peut y échapper. Une domination binoculaire en pleine action SNS inhibera votre habilité à tirer à distance, par contre, elle augmentera votre précision en combat rapproché.

tiré six fois[35], et non pas deux. C'est à ce moment que j'ai développé un respect et une énorme curiosité pour la réaction de notre corps face au stress et à notre instinct de survie. Merci aussi à l'adrénaline : ma chute derrière la barricade à laisser un trou énorme dans le mur, mais je n'ai pratiquement rien senti.

Situation n° 2 : C'est le moment où je me suis vraiment senti testé. Nous sommes sortis dans la rue lors d'une émeute, batte de baseball et roche en main, et disons que la foule criait et ne voulait absolument pas nous laisser passer. Pendant que nous avancions, plusieurs s'interposèrent devant moi, mais je ne reculai pas et criai, « STOP », sauf que mon cri a résonné davantage comme un kiai[36] et tous ceux devant moi ont figé et été complètement surpris. Même les professeurs ce sont presque interposés, mais ont été complètement surpris. Je dois dire que même moi j'ai été un peu surpris, mais comme si de rien n'était, je leur demandai de nous laisser passer et il n'y eut aucun accrochage.

Nous avions aussi quelques situations avec prise d'otage dans mes cours d'arts martiaux en préparation à notre voyage. Désarmements, négociations, contrôle et comment se sortir de situations merdiques faisait partie du programme du cours.

Tout cela pour vous dire que dans la vie, vous serez confronté à des situations stressantes, voire alarmantes. Ceux qui s'en tirent le plus facilement et rapidement sont ceux qui ont une bonne santé et qui prennent leur vie et leur santé au sérieux. Ce ne sont pas ceux que vous verrez se tasser dans un coin ou se cacher jusqu'à ce que ce soit

---

[35] Au moment de l'action, je n'ai entendu que 2 coups, et le son était à peine audible, comme de petits coups de pétard, mais à la révision, le premier des six coups m'a rendu complètement sourd pendant un bon moment. Pendant que quelqu'un essayait de me tuer, tous mes sens étaient mobilisés pour ma survie et à éliminer la menace. C'est pour cette raison que je n'ai entendu que 2 petits coups de feu. C'est aussi cet effet qui rend les interrogatoires post-évènement traumatiques si compliqués, car personne ne réagit de la même façon au stress, ce qui fait varier beaucoup les dépositions en entrevue des témoins et agents.

[36] Le cri de combat qui précède ou accompagne l'application d'une technique. Ce cri est utilisé notamment pour marquer une volonté d'action, ou bien pour perturber la concentration de l'adversaire. Parfois vu à tort comme le « cri qui tue » des karatékas, il s'agit d'une « extension du ki », de l'extériorisation d'un « cri interne », du souffle-énergie *(kokyu-ryokyu)* dans une coupe, un mouvement martial. C'est la concentration de toute l'énergie du pratiquant dans un seul mouvement. Le *kiai* est un cri particulier : l'air est bloqué au niveau de la gorge ou de la glotte par la contraction des muscles.

terminé. Nous devons rester actifs physiquement et mentalement pour être en mesure de passer à travers des situations difficiles ou dangereuses.

Ceux qui poussent l'enveloppe constamment, ceux qui veulent devenir plus forts sont ceux qui finiront premiers sans aucun doute. Il y avait une énorme différence entre ceux qui étaient actifs et forts physiquement et ceux qui ne faisaient qu'un entraînement cardiovasculaire. Ce n'est pas une mauvaise qualité à entraîner, mais il faut avoir un équilibre de tous les systèmes d'énergies, force, puissance et endurance. À mon avis, on s'entraîne pour attaquer ou pour fuir.

La volonté de repousser ses limites, la force de vaincre ses peurs, la zone où l'esprit l'emporte face à la matière est la vraie définition et exactement ce que je veux que vous reteniez de ce livre, la définition complète de ce guide, *Le Code de la force*.

La force mentale

Au cours des prochaines semaines où vous appliquerez ces nouvelles habitudes, vous réaliserez rapidement que vous pouvez nourrir votre force mentale. Vous pouvez fournir l'énergie nécessaire à votre cerveau avec de bonnes habitudes pour qu'il fonctionne de façon optimale. Nous pouvons en apprendre beaucoup des qualités et habitudes de personnes ayant une forte volonté. Ils sont généralement des dirigeants et des travailleurs acharnés, avec de fortes opinions et croyances.

Une force mentale exemplaire n'est pas si facile à atteindre. Elle doit être pratiquée tous les jours. Voyez-le comme un entraînement de poids et haltères, pour devenir plus fort et puissant, vous devez le pratiquer tous les jours. Vous devez non seulement la nourrir adéquatement avec les bons nutriments, mais aussi avec un environnement idéal et des pensées positives.

Le passé restera le passé.

Ce qui devait arriver arriva. Assumez-le. Se plaindre et accuser à tort et à travers tout ce qui a le malheur d'être autour de vous ne vous avancera à rien. Même si la situation est critique, continuez d'avancer et ne perdez surtout pas l'objectif de vue. Le moment présent n'est que le résultat de ce que vous avez accompli jusqu'à maintenant, bon ou mauvais. Le futur n'est pas arrivé encore, mais il sera le résultat de ce que vous accomplirez un instant après le moment présent. Pensez-y bien, vous avez le contrôle.

Quand nous avons su que Stephen avait le cancer du genou, il était évident que tout s'arrêtait et que la priorité était de remettre Stephen à 100 % et de battre ce foutu cancer. Toute notre attention était sur le moment présent. Les moments après le diagnostic furent les plus difficiles qui m'ait été donné de vivre. Stephen était devenu un modèle, un grand frère pour moi. Voir un grand et gros bonhomme, capable de battre trois ceintures noires en position seiza[37], combattant dans l'armée, agent de protection rapproché soudainement lutter contre un ennemi pratiquement invisible et intraitable, était extrêmement douloureux.

Un des moments les plus difficiles a été son amputation. Je n'oublierais jamais son visage. J'étais allé lui rendre visite le lendemain, et ce que j'ai vu dans ses yeux, je ne trouverai jamais de mots pour le décrire. J'ai vu un véritable guerrier qui a souvent vu la mort en face en lui disant d'aller se faire foutre, devoir admettre la défaite. J'ai clairement vu quelqu'un d'extrêmement fort me demander de la force, qu'il avait complètement perdue. Jamais n'aurait-il cru se battre contre quelque chose de la sorte, mais le connaissant, il n'allait pas se laisser faire sans se battre.

Il y a un vieux dicton japonais qui dit que nul ne peut devenir samurai s'il n'est pas devenu Ronin[38] sept fois. Une semaine, il se releva et continua de se battre, profitant de chaque instant avec sa femme Nancy et ses deux belles filles. Il est décédé un an plus tard. Il était un vrai samurai.

« Il n'y a sûrement rien d'autre que le seul but de l'instant présent. Toute la vie d'un homme est une succession de moments. Il n'y aura rien d'autre à faire, et rien d'autre à poursuivre. Vivre en étant fidèle à l'objectif unique de l'instant présent. »

---

[37] Le terme japonais pour la façon traditionnelle compassée de s'asseoir au Japon.
[38] Les *rōnin* sont d'anciens samouraïs exclus de la société japonaise féodale, pour plusieurs raisons : la mort de leur seigneur ou leur défaite au combat.

La quête du contrôle

Essayer de contrôler tous les aspects de votre vie est un but insensé et vous rendra possiblement fou. Or, il y a certains aspects dont vous avez le contrôle, alors n'hésitez surtout pas à miser sur ceux-là. La majorité de ces habitudes vous aideront justement à identifier quels aspects de votre vie ont besoin d'être changés pour améliorer votre état mental et physique. Une fois que vous aurez pris le contrôle de votre santé générale, tout le reste deviendra facile.

La peur du changement est inexistante

Votre cerveau se fout éperdument de vos buts; tout ce qu'il veut est de vivre paisiblement, de la façon la plus facile possible, cherchant tous les moyens de conserver son énergie bien tranquillement, d'une journée à l'autre. Être constant est la clé du succès. Ne laissez pas les tâches plus faciles ou inutiles ralentir vos progrès. Pratiquez l'habitude de prioriser les grosses pierres en premier. Les plus grosses tâches ont toujours la priorité dans l'ordre de la journée. Alors foncez tête première sur eux en début de journée. Le changement est bon, mais inconfortable. Le changement met tout nos sens au défi et si ça ne vous change pas un peu, le défi n'était pas assez important. Le changement est excellent pour nous.

Tout ou rien

Sachez que toute décision mènera possiblement à l'échec. Une fois que vous aurez accepté une défaite possible, et que vous sortirez grandi de cette expérience, donner votre maximum semblera être le seul choix étant donné que vous sortirez gagnant d'une façon ou d'une autre.

Concentration totale

Si vous ne pouvez contrôler la situation, n'y prêtez pas attention. Les gagnants ne portent aucune attention à ce qu'ils ne peuvent contrôler. Gardez toute votre attention sur ce qui peut améliorer votre situation ou à ce qui vous approchera plus rapidement de vos buts. Ne perdez jamais de temps avec les stupidités.

CHAPITRE 5
DEVENEZ PLUS FORT

Maintenant que nous avons pris soin de l'aspect psychologique, le moment est venu d'aborder l'aspect physique. Malgré le fait que ce soit un livre et non pas une leçon d'entraînement personnalisé pour vos propres buts, je me dois de vous guider le mieux possible vers les meilleures façons de faire, les types d'entraînement et de conditionnement physique.

Avant toute chose, je dois vous recommander de consulter un professionnel de la santé avant de commencer n'importe quel type d'entraînement ou de programme nutritionnel. Un bilan de santé effectué par votre médecin de famille et un entraîneur qualifié, possédant plusieurs années d'expérience et preuves à l'appui. Ce petit investissement vous évitera bien des erreurs.

J'irai droit au but. Je dois vous donner les meilleurs conseils pour maximiser votre temps et votre expérience. Pour les débutants, comment commencer. Pour les intermédiaires et plus expérimentés, comment s'améliorer et sortir du fameux plateau. Pour les vieux sages expérimentés, des conseils qui vous aideront à durer le plus longtemps possible. Mais maintenant, commençons avec quelques faits sur…

Les débutants

0-2 ans d'entraînement

1. L'erreur que je rencontre très fréquemment de la part des débutants est qu'ils essaient d'en faire trop, trop rapidement. Il est normal que quelqu'un commence à s'entraîner, car ils ont lu des articles dans les revues de bodybuilding populaires avec les entraînements de vedettes. Ce qu'il vous faut est de commencer à connecter le cerveau et le muscle, mieux connu en anglais sous le terme de « mind-muscle connection ». Je vous suggère de prendre tous les plus gros muscles et de commencer par 3 séries de 12 à 15 répétitions avec une pause de 60 secondes entre les séries.

Voici un exemple :

A Développé couché (benchpress) 3 x 15
B Traction penchée avec haltère unilatérale 3 x 15
C Fente (split squat) 3 x 15 chaque jambe
D Flexion des genoux, en position couchée (leg curl) 3 x 10
E Extension du coude à la poulie haute (tricep pulley press) 3 x 15
F Flexion du coude avec barre (Bicep barbell curl) 3 x 15

Faites ce programme pendant environ 6 à 8 semaines, à raison de 3 à 4 entraînements par semaine. Pour chaque session, je vous suggère fortement d'augmenter légèrement vos poids, c'est-à-dire, que vous devriez voir une progression constante à chaque entraînement. Sans exagérer, vous verrez des résultats concrets assez rapidement et par la suite, vous aurez le choix de retenir les services d'un entraîneur ou de continuer de lire et d'essayer de faire vos propres programmes. Plus difficiles, mais faisable.

La plupart d'entre nous, entraîneur ou adepte de l'entraînement, avons fait notre propre chemin, avec les erreurs qui y sont attachées. Ce livre vous aidera, je l'espère, à ne pas faire les mêmes erreurs.

2. Vous gagnerez probablement de la masse musculaire très rapidement, mais gardez à l'esprit que ça va arrêter après quelques mois. Vous perdrez aussi du gras et ça aussi malheureusement, ça va cesser assez rapidement. Sauf pour certains d'entre vous, les chanceux, vous verrez votre silhouette changer et vous garderez vos bonnes habitudes. Il arrive souvent aussi que même avec une alimentation qui laisse à désirer, les résultats seront de la partie, mais plus vous avancerez dans le monde de l'entraînement, plus vos excès vous rattraperont. En résumé, vous pouvez faire presque n'importe quoi et votre système sera très réceptif pendant un certain temps.

3. Vous trouverez que ça devient vite plus compliqué et plus difficile de garder les résultats obtenus lors de la « lune de miel » des premiers mois. Bienvenue au principe de l'adaptation. Malheureusement, une grande majorité d'entre vous ne passera pas les premiers mois de son nouveau programme d'entraînement.

Je n'en connais pas beaucoup qui ont franchi et continué après la première année de leur abonnement de gym. Mais, vous pouvez me prouver le contraire.

4. Vous serez confronté à plusieurs amis de votre entourage qui auront la solution pour vous, car ils croient que ce qu'ils font et ce qui fonctionne pour eux, est la solution pour tous. Étant donné que vous commencez à comprendre que chaque personne à une signature unique et une réponse unique, sachez que votre programme et votre approche sont bien les vôtres. Comme notre ami Bruce Lee l'a si bien dit, prenez ce qui est utile, et laissez tomber ce qui ne l'est pas pour vous.

5. Respectez l'expérience. Je ne parle pas de vos amis qui ne veulent qu'influencer vos résultats pour leurs bénéfices personnels ou pour prouver qu'ils ont raison, mais bien de celle des gens que vous voyez régulièrement au gym avec une discipline d'enfer et ceux qui ne parlent pratiquement pas à personne et qui ont un plan. Observez bien ce qu'ils font et posez-leur des questions, poliment, après leurs entraînements. Respectez leur temps et ils vous respecteront en retour. De grâce, ne leur demandez pas leur plan complet, mais posez-leur quelques questions rapides et faciles qui vous aideront à continuer de voir des progrès.

6. Lisez autant que vous le pouvez sur le sujet. Vous réaliserez rapidement que plusieurs informations sont contradictoires. C'est ainsi. Comme nous l'avons tous fait, essayez et discontinuez ce qui n'est pas utile pour vous.

7. Ce que vous faites actuellement[39] aura un impact sur le reste de votre vie. Ce que vous venez de lire, vous ne le prendrez pas au sérieux. Je le sais, personne ne le réalise, seulement une fois que la

---

[39] Si j'avais un dollar chaque fois que quelqu'un revient me voir en me disant qu'il aurait dû m'écouter, je serais riche. À vrai dire, j'aurais dû m'écouter moi-même, et ceux qui me l'ont dit quand j'étais jeune. Je n'aurais sûrement pas essayé de faire mon maximum sur le squat, j'aurais pratiqué mes chutes en judo plus fréquemment, ce qui m'aurait sûrement évité bien des blessures au cou.

vie vous rattrape et vous donne une leçon avec quelque chose de sérieux, comme une blessure ou une maladie grave. Vous le relirez sûrement à travers cet ouvrage.

8. Vous chercherez probablement des raccourcis, mais malheureusement, ils n'existent pas. Vous les essaierez quand même, seulement pour réaliser qu'ils ne mènent qu'à des blessures ou d'autres problèmes. Ça ne vaut pas la peine, croyez-moi.

9. S'il vous plaît, pas de flexion de bras (curl) dans la station à squat. Laissez la station de squat pour ceux qui veulent faire des jambes. C'est déjà assez rare que quelqu'un veuille faire des squats, de grâce, laissez-leur la place.

Les intermédiaires

2 ans et plus d'expérience en entraînement

10. Félicitations, vous avez passé votre ceinture jaune en entraînement. Si vous êtes chanceux, vous n'avez pas encore de blessures graves et une bonne masse musculaire s'est installée sur votre ossature. Vous pensez probablement que vous êtes coincé sur un plateau, mais vous manquez probablement de diversité ou de nouveaux principes d'entraînement.

11. Vous vous êtes sûrement concentré sur ce que vous aimez travailler, comme la poitrine, les bras et les abdominaux, autrement dit, ce qui est le plus visible.

12. La variété vous sortira du fameux plateau. Vous devrez laisser la poitrine et les bras pour plus de variété avec le dos et les jambes. Les gros levés comme les deadlifts (soulevé de terre), squats et pull ups (traction à la barre) seront votre priorité si vous voulez recommencer à voir du progrès.

13. Les fameuses tractions à la barre... Cet exercice est vraiment sous-estimé. Je comprends que vous ne voyez pas votre dos lorsque vous le travaillez, mais croyez-moi, c'est exactement ce qu'il vous faut pour recommencer à voir vos charges augmenter sur le benchpress et gagner de la masse musculaire à la poitrine et dans le haut du corps en général.

14. Comme vous le découvrirez assez rapidement, lorsque vous avez des blessures, prenez soin d'elles le plus vite possible. Ce qui se passe maintenant aura toujours un impact sur le reste de votre carrière d'entraînement.

15. Vous avez investi et engagez un entraîneur pour vous aider avec votre cheminement? Bravo! Posez beaucoup de questions et demandez beaucoup d'explications. Il ne doit pas être là que pour vous dire quoi faire, il doit-être capable de vous l'expliquer d'une façon simple et facile à comprendre pour le commun des mortels.

16. Votre lecture devrait avoir évolué vers des livres plus spécifiques et moins de revues populaires. La toile est très utile, mais c'est très facile de s'y perdre. Les opinions divergent et chacun des gurus ou professionnels proclame que sa façon est la seule qui fonctionne. Malheureusement, nous vivons dans une ère où des photos montrant des abdominaux ou une victoire personnelle en compétition de bodybuilding est aussi crédible aux yeux de plusieurs qu'une tonne de certifications.

17. Il y aussi ceux qui ont réussi d'eux-mêmes à perdre le surplus de poids qu'ils avaient et qui, maintenant, s'autoproclament experts en la matière. Est-ce que je peux m'autoproclamer menuisier, plombier et entrepreneur général parce que j'ai installé une toilette et une douche dans mon nouveau centre d'entraînement?

Croyez-vous que réussir à perdre du poids d'une certaine façon est la formule gagnante[40] pour tout un chacun? Absolument pas. Faites comme tout bon professionnel et évitez de mettre en danger la vie de vos amis et proches en faisant le grand saut dans le monde du conditionnement physique, c'est-à-dire, inscrivez-vous à de bonnes formations pour mieux diriger vos futurs clients vers les résultats qu'ils méritent.

18. Vous êtes de ceux qui croient que plus d'entraînement signifie de meilleurs résultats? Que deux heures d'entraînement sont naturellement meilleures que seulement une heure? Détrompez-vous.

« Environ trente minutes sont entièrement suffisantes pour l'acquisition et la préservation de la force et de l'endurance. » — George Hackenshmidt 1908

Pour gagner de la masse et de la force musculaire, vous devez vous entraîner de manière à ce que vos muscles soient mis au défi et stimulés au plus haut point[41]. Le tout devrait se faire en moins de 60 minutes, échauffement inclus. Du moment que vous commencez votre séance d'entraînement, votre corps augmente naturellement vos niveaux de testostérone[42,xx]. Lorsque vous commencez l'entraînement musculaire, votre corps augmente les niveaux de testostérone naturellement. Cette augmentation arrivera quelque part autour d'une demi-heure à partir du début de votre entraînement, mais peut varier grandement d'une personne

---

[40] La formule gagnante utilisée par cette personne ne fonctionnera pas deux fois. Il y a aussi des études qui démontrent que deux jumeaux identiques n'obtiendront jamais les mêmes résultats avec le même plan, même s'ils ont une génétique quasi identique comparativement à deux étrangers.

[41] Plusieurs personnes vont au gym, mais combien y vont pour s'entraîner d'une façon méthodique, calculée et intensive ?

[42] Sur le plan musculaire, la testostérone stimule la synthèse des protéines (effet anabolisant) et inhibe la dégradation des protéines (effet anti-catabolique). Ensemble, ces effets mènent à l'hypertrophie musculaire. La testostérone est un modulateur important de la masse musculaire chez les hommes et les femmes et les augmentations aiguës de la testostérone peuvent être induites par l'entraînement avec résistance. En général , les variables dans les programmes doivent être choisis de telle sorte que la séance de résistance d'exercice contient un volume élevé et la demande métabolique afin d' induire une réponse de testostérone aigüe.

à l'autre dû aux divers facteurs tels que sommeil, alimentation, stress, etc.

En prenant des échantillons de sang de leurs athlètes, les chercheurs de l'ancien bloc de l'Est ont déterminé qu'à compter de 45 minutes, vos taux de testostérone reviennent à la base de référence. Après soixante minutes, votre corps commence à produire moins de testostérone et plus de cortisol, qui est l'hormone qui mange et détruit la masse musculaire, stimule l'inflammation et facilite le stockage des graisses[xxi].

19. Vous devriez avoir réalisé maintenant que ce sera toujours un défi. Le simple fait que vous ayez tenu le coup pendant toute cette année en dit beaucoup. C'est une quête, pas seulement un but.

Les vétérans
10 ans et plus

20. La quête se poursuit.

21. Vous avez trouvé ce qui vous convient, tout ce que vous devez savoir pour continuer à vous entraîner, tant du côté psychologique que physiologique.

22. Vous en savez énormément, avez vécu plein de choses, mais en avez oublié autant.

23. Même si la base fait encore partie de votre plan d'entraînement, vous semblez oublier de temps à autre que vous n'avez plus 20 ans. Heureusement, vous ne vous laissez pas influencer par les petits jeunes fringuants et leurs records personnels.

24. Il faut comprendre à ce niveau d'expérience qu'un mauvais entraînement n'est qu'un parmi tant d'autres. Il ne faut pas se laisser abattre par ces mauvaises journées et continuer d'avoir hâte au prochain entraînement. Ne pensez pas récupérer plus

rapidement qu'avant, sauf si le sommeil et de bonnes habitudes alimentaires font toujours partie de vos habitudes de vie.

25. Les meilleurs suppléments dans votre cas sont toujours la base, comme les huiles de poisson, les multivitamines et un soutien pour les articulations et les cartilages.

26. N'arrêtez jamais de bouger. Vous n'avez pas besoin de plus de produits laitiers pour avoir de bon os. La seule façon de solidifier et de garder vos os en santé est l'activité physique, plus précisément, des entraînements avec résistance. Une multivitamine de qualité, de la vitamine[43] D[xxii], une alimentation saine et riche en légumes verts et protéine, et de l'activité physique feront des miracles pour vos os.

27. Des entraînements courts, mais efficaces d'environ 30-45 minutes, 3 à 5 fois semaines selon les besoins.

28. Si vous comptez parmi les chanceux, vous ne serez esclave d'aucun médicament. Lorsque votre médecin vous conseille, il vous suggérera de considérer un meilleur plan alimentaire ou de vous diriger vers les produits naturels pour aider à rétablir les légères petites différences dans vos derniers tests sanguins[44].

29. À quoi bon amasser de l'argent toute sa vie pour ne pas pouvoir en profiter une fois rendu à vos beaux jours de retraite? J'ai arrêté de compter le nombre de fois que j'ai entendu parler de connaissances qui, une fois parvenues à la retraite, tombent

---

[43] La vitamine D est importante pour la bonne santé des os, car elle contribue à l'absorption et l'utilisation du calcium. Il y a une forte prévalence de la carence en vitamine D dans les résidences pour personnes âgées, les patients hospitalisés et les adultes souffrant de fractures de la hanche.

[44] Quoique cela soit rare, il existe des médecins qui croient en ces alternatives et je me considère très chanceux de pouvoir travailler avec eux. Ils m'enseignent énormément de notions, qui améliorent ma pratique avec un travail d'équipes hors pair.

malade d'un cancer ou d'une incapacité de fonctionner normalement.

30. Montrez toujours l'exemple et aidez les plus jeunes avec votre expérience. J'en conviens qu'ils ne sont pas très réceptifs[45], mais soyez patient avec eux. Ils ne comprendront que quelques années après et vous en seront reconnaissants. Vous avez le pouvoir d'influencer des vies.

Dernier point, mais non le moindre, lorsque vient le temps de donner des conseils, dites ce qu'ils *doivent* entendre et non pas ce qu'ils *désirent* entendre. Sinon vous risquez d'avoir l'air prétentieux et certains seront même offusqués. L'important est qu'ils se souviendront de vous lorsqu'ils réaliseront que vous aviez raison.

Ce ne sont que des directives générales sur ce que vous vivrez pendant votre carrière d'entraînement et de conditionnement physique. Encore une fois, je dois vous rappeler que lorsque vient le sujet de l'entraînement musculaire, une loi persiste, et c'est celle de l'adaptation. Plus vous prendrez de l'expérience en entraînement, plus l'adaptation s'installera rapidement et la seule façon de contrer cette barrière est d'apporter de la variété à vos entraînements. C'est à ce moment qu'un bon entraîneur peut vous amener les outils et les techniques nécessaires pour continuer de progresser.

---

[45] J'ai eu la chance de pouvoir côtoyer les meilleurs entraîneurs dès mes 12 ans. Deux de mes professeurs d'éducation physique au secondaire étaient des Monsieurs Canada. Ils m'ont tous donné des programmes d'entraînement, avec exercices de bases comme squats, deadlifts, chin-ups. Jeune énergumène que j'étais, qui croyait savoir tout sur l'entraînement, j'ajoutais toujours ma touche à leurs entraînements. Savoir ce que je sais aujourd'hui, j'aurais fait exactement ce qu'ils m'avaient dit de faire. D'ailleurs, c'est souvent le type d'entraînement que je suggère encore aujourd'hui. Ils ont, sans le savoir, influencé énormément ma carrière et j'en suis éternellement reconnaissant.

CHAPITRE 6
PLUS TU SUES À L'ENTRAINEMENT, MOINS TU SAIGNERAS AU COMBAT

Le chapitre qui suit est l'étape suivante, une fois l'accommodation installée, à chaque fin de programme, c'est-à-dire, 3 à 5 semaines après le début de votre nouveau programme. Notre corps est une machine qui a toujours besoin d'un nouveau défi, car après l'accommodation, vient la paresse.

Je veux avec cette section vous exposer à plusieurs principes que mes collègues et moi utilisons fréquemment avec des athlètes en devenir, des professionnels ainsi que monsieur et madame tout-le-monde. Plusieurs de ces principes vous sembleront de la pseudo science du style « chest-bras » et d'autres viennent des plus grands cerveaux de l'entraînement et de l'industrie.

Une chose est sûre, tout ce que vous lirez dans cette section a été testé à plusieurs reprises et son efficacité a été prouvée sur le terrain et avec des résultats concrets et mesurés sur des athlètes ou le commun des mortels.

Par contre, avant de commencer, voici quelques notions de base pour bien comprendre les programmes dans ce chapitre.

Le paramètre le plus important lors de la conception d'un programme d'entraînement est certainement le nombre de répétitions. La variante principale est la résistance, la charge. La charge détermine la tension sur le muscle et le temps sous tension détermine la tension et le temps de travail. Seulement quelques secondes font la différence entre des gains en force, en masse musculaire ou en endurance.

Voici, en théorie, la portée des répétitions.

Objectif	Répétitions/séries	% 1 rep max[46]
Force max	1-3	85-100 %
Force	4-6	75-85 %
Hypertrophie	8-12	60-75 %
Endurance musculaire	15+	-60 %

Maintenant, il faut aussi tenir compte de la vitesse d'exécution que l'on appelle le temps sous tension, ou tempo. Malheureusement, peu d'entraîneurs prennent le tempo en considération et de ce fait, plusieurs se blessent dû à une technique inappropriée et une charge trop importante.

Le **temps sous tension** (TST) est une des plus importantes notions, car elle dicte vos choix de programmes d'entraînement et votre périodisation annuelle (nous y arriverons plus tard; chaque chose en son temps, capitaine). Le TST est la durée pendant laquelle vos muscles sont soumis à une tension et ce qui nous intéresse ici est le temps total pour une série. La clé est le tempo de la série, c'est-à-dire, la vitesse de chaque répétition.

La règle démontre que :

La *force* se développe sous la barre des 20 secondes.

L'hypertrophie fonctionnelle[47] se situe entre 20 et 40 secondes.

---

[46] Le pourcentage du poids maximum que vous pouvez lever pour une seule répétition.

[47] Le terme « hypertrophie fonctionnelle » décrit exactement ce qu'il signifie, c'est-à-dire « le développement d'une masse musculaire contribuant directement à la performance sportive ou l'activité pour laquelle un individu s'entraine. ». Un entraînement de joueur de tennis ne ressemblera pas à celui de joueur de football. Le type de fibres, le type d'hypertrophie (sarcoplasmique et sarcomérienne) influencera les résultats et les performances sur le terrain. Le type d'hypertrophie d'un bodybuilder ne

L'hypertrophie traditionnelle se situe entre 40 et 70 secondes.

Le travail en *endurance*, lui, se situe au-delà de 70 secondes.

Alors une répétition de 5 secondes, pour 8 répétitions nous donnera 40 secondes de temps sous tension.

Maintenant, une répétition doit être bien planifiée pour bénéficier au maximum du temps sous tension en la divisant en 4 phases, appelées tempo.

1. **La phase excentrique**, la descente où l'on freine la barre lors du développé couché, ou lorsque vous redescendez lors d'une traction du corps à la barre.
2. **La première phase isométrique** (transition 1), lorsque la barre touche votre poitrine lors du développé couché ou en extension complète lors de la traction à la barre. Il pourrait y avoir des pauses en isométrie qui augmenteront la difficulté de l'exercice.
3. **La phase concentrique**, lorsque vous poussez sur la barre ou vous vous tirez vers la barre en traction[48].
4. **La deuxième phase isométrique** (transition 2) est le retour au point de départ.

Exercice	Série	Répétitions[49]	Tempo	repos
A Développé couché	4	8-10	3-2-1-0	60

---

sera pas le même et ne stimulera pas le même type de fibres qu'un entraînement en hypertrophie fonctionnelle d'un joueur de football qui doit transmettre sa force sur le terrain avec des mouvements et poussés complexes.

[48] Il peut y avoir aussi des pauses lors des mouvements concentrique ou excentrique. Vous aurez la chance d'essayer avec les programmes qui suivent.

[49] Je donne généralement une portée de répétitions, car il est pratiquement impossible de toujours respecter une seule donnée. Si vous franchissez ou remarquez que vous pouvez facilement faire plus que la répétition la plus élevée, vous savez que vous pouvez augmenter la charge, et si vous ne pouvez atteindre le minimum suggéré, vous devez réduire la charge. Pourvu que vous respectiez le temps sous tension, qui est le but ultime et la qualité à travailler pour le programme d'entraînement présent.

Le tempo pour cet exercice se calculera de la façon suivante :

8 répétitions de 6 secondes (3 + 2 + 1 + 0) = 48 secondes, ce qui classe cet exercice dans la filière d'hypertrophie traditionnelle. Il y a bien sûr, plusieurs tergiversations, manipulations et un grand nombre de théories aussi anciennes que récentes sur le sujet. Il est possible de faire 6 répétitions de 10 secondes pour un total de 60 secondes. Les répétitions classent cette série dans la filiale de la force, mais le temps sous tension l'emporte avec l'hypertrophie/endurance, car la résistance l'emporte.

Je me donne comme but de vous donner les méthodes les plus efficaces et celles dont l'efficacité a été éprouvée sur le terrain, appuyée par la recherche ou non. Je m'efforcerai du même coup de vous éviter leurs complexités et de bien décrypter le tout pour vous. Après tout, une technique bien comprise est une technique bien appliquée.

	Exercice	Série	Répétitions	Tempo	repos
A1	Développé couché	4	8-10	3-2-1-0	60
A2	Traction à la barre	4	8-10	3-2-1-0	60

Lorsque vous voyez deux lettres identiques (A1-A2), cela signifie que vous devez les faires en alternance, ou ce qu'on appelle supersérie. Il existe plusieurs définitions de supersérie. Celle-ci nous donne un temps de repos similaire entre A1 et A2. Une fois les 10 répétitions du développé couché terminées, vous devez attendre 60 secondes avant de commencer les tractions à la barre. Il en sera de même une fois les tractions terminées et avant de recommencer le développé couché. Il est aussi possible d'avoir un temps plus élevé pour A2 que A1, selon la qualité musculaire, des qualités recherchées, et/ou l'effet du choix d'exercices sur le système nerveux[50].

---

[50] Plus un exercice est exigeant pour le système nerveux, plus les temps de repos seront longs pour prévenir les blessures et les mauvaises techniques d'entraînement. Les athlètes expérimentés peuvent manipuler les temps de repos en fonction des buts recherchés à l'entraînement et de la phase de planification annuelle.

Un programme débutant ressemblerait à ceci :

	Exercice	Série	Répétitions	Tempo	repos
A	Développé couché (machine ou haltère)	3	12-15	3-0-1-0	60
B	Traction assise à la poulie haute	3	12-15	3-0-1-0	60
C	Step up	3	15-20	1-0-X-0	60
D	Leg curl couché	3	10-12	3-0-1-0	60
E	Extension des coudes poulie haute	3	15-20	3-0-1-0	60
F	Flexion du coude avec barre	3	12-15	3-0-1-0	60
G	Sit-ups	3	Max	3-0-1-0	60

Si vous n'avez aucune expérience en entraînement, je vous suggère fortement de commencer avec cet entraînement simple, mais extrêmement efficace. Répétez-le 3 à 4 fois par semaine avec une très légère augmentation de la charge à chaque entraînement. Ne paniquez pas si vous ne pouvez augmenter les charges, c'est à ce moment que vous découvrirez vos forces et faiblesses.

Vous devez faire 3 séries consécutives du même exercice. Que vos buts soient de prendre de la masse musculaire, de la force, ou de perdre de la masse adipeuse, le débutant se doit de faire des répétitions plus élevées. Vous devez passer cette période d'adaptation et habituer le système neuromusculaire à la charge, le « mind-muscle connexion » ou la connexion entre les muscles et le cerveau. Cette adaptation est nécessaire pour passer du stade débutant à avancer. Sautez cette étape nous vous emmènera que des blessures et terminera votre carrière en entraînement prématurément.

Plus vous gagnerez de l'expérience, plus vous changerez vos programmes rapidement. Le débutant peut se permettre de changer ses programmes d'entraînement toutes les 6 à 8 semaines. Les débutants peuvent éprouver des gains de force importants de 25 % ou plus au cours des premiers trois à six mois, notent Jack H. Wilmore et David L. Costill, auteurs de « Physiologie du sport et de l'exercice » Après plus d'un an d'expérience, la règle générale est de changer ses programmes aux 4 semaines ou après les avoir répétés entre 4 à 6 fois[51] pour continuer de progresser.

La deuxième phase du débutant pourrait ressembler à celle-ci.

JOUR 1 haut du corps

	Exercice	Série	Répétitions	Tempo	repos
A1	Développé couché (machine ou haltère)	3	10-12	3-0-1-0	60
A2	Traction assise à la poulie haute	3	10-12	3-0-1-0	60
B1	Rotation externe (coiffe des rotateurs)	3	10-12	1-0-X-0	60
B2	Traction à la poulie basse, prise supination	3	12-15	3-0-1-0	60
C1	Triceps extension couché à la	3	12-15	3-0-1-0	60

---

[51] La personne moyenne change ses programmes d'entraînement toutes les 6 à 8 semaines, par contre, les progrès stagnent après 3 semaines pour la majorité. Alors, un programme au 8 semaine = 6 programmes annuels. Sur ces 6 programmes, 18 semaines sur 54 ont donné des progrès. Tandis que la personne qui change ses programmes d'entraînement aux 4 semaines bénéficie de 36 semaines avec du progrès (environ 12 programmes x 3 semaines avec progression constante = 36 semaines).

barre

	Exercice	Série	Répétitions	Tempo	repos
C2	Flexion du coude à la poulie basse	3	12-15	3-0-1-0	60
D	Extenseur du cou sur ballon	3	12	3-3-1-0	60

JOUR 2 Bas du corps

	Exercice	Série	Répétitions	Tempo	repos
A1	Step up	3	20-25	1-0-1-0	60
A2	Extension des hanches et flexion des genoux au sol avec ballon	3	10-12	3-0-1-0	60
B1	Leg press machine	3	10-12	1-0-X-0	60
B2	Leg curl couché	3	12-15	3-0-1-0	60
C1	Mollet assis sur machine	3	12-15	3-0-1-0	60
C2	Planche de côté au sol	3	12-15	3-0-1-0	60

En divisant le programme en deux parties, nous pouvons inclure plus d'exercices par parties avec cette méthode. La clé pour gagner de la masse musculaire est plus de volume d'entraînement, c'est-à-dire plus de séries. Une étude[52] dont les résultats ont été publiés dans « The

---

[52] Cette étude a comparé l'effet des trois protocoles d'extension de la jambe suivante sur l'hypertrophie musculaire et des gains de force maximale dans le bas du corps : 3 série à 30 % du 1RM, 1 série à 80 % de la 1RM à l'échec, et 3 sets à 80 % de la 1RM à l'échec. Les résultats ont montré que le plus grand volume utilisé dans les deux

Journal of Applied Physiology » montre qu'un volume élevé est le facteur le plus important pour un gain de masse musculaire.

De récentes méta-analyses publiées dans « The Journal of strength and conditioning research » révèlent que les entraînements à séries multiples ont donné des gains en force de 46 % et une augmentation de la croissance musculaire de 40 % par rapport aux protocoles à une série.

Le choix d'exercices

Choisir les exercices selon son expérience est une notion de base qui vous permettra de bien choisir en fonction de vos besoins et de votre expérience. Généralement, au début la coordination laisse à désirer et c'est tout à fait normal. Alors la recommandation est d'utiliser en majorité des machines toujours en incluant quelques exercices avec des haltères libres. Avec l'expérience et plus de coordination, la majorité de votre entraînement se fera avec des haltères et des barres libres. Une fois l'expérience, la coordination, la force et l'endurance acquises, vous pourrez varier vos entraînements avec des levés olympiques qui sont qualifiés d'exercices complexes.

Ce qui suit est une modification de l'organigramme de Dietmar Schmidtbleicher à propos des niveaux d'activation. Le suédois Riccard Nillson et Charles Poliquin ont ajouté le septième niveau.

Exercices composés contre isolés (Neuromuscular activity – NMA) Dietmar Schmidtbleicher, (Riccard Nillson, Charles Poliquin ont ajouté le niveau 7)

1   Exercice d'isolation avec machine à résistance variable. (c.-à-d. Leg extension on cam type machine i.e. Cybex Leg Extension, DAVID Leg curl)

2   Exercice complexe avec machine à résistance variable. (c.-à-d. Leg press on Nautilus machine, LifeFitness Incline Press Machine)

---

protocoles de 3 séries (à 30 et 80 % du 1RM) a produit une plus grande hypertrophie musculaire que le petit volume utilisé du protocole à une série de 80 % du 1RM.

3   Exercice d'isolation avec machine à résistance constante. (c.-à-d. Scott pulley curls, Triceps pressdown on pulley machine.)

4   Exercice complexe avec machine à résistance constante. (c.-à-d. Leg press on standard machine)

5   Exercice d'isolation avec haltères libres. (c.-à-d. Scott barbell curls, lying flyes)

6   Exercice complexe avec haltères libres. (c.-à-d. Snatch pulls, power cleans)

7   Exercice complexe avec Haltères libres (c.-à-d. Power Snatch, dips on rings, rope climbing)

La majorité des gens commence avec des exercices de niveau 4. Malgré le fait que tous ces petits exercices semblent si simples et que la chaîne youtube a pratiquement tous les exercices en banque par des entraîneurs de tous niveaux, un bon entraîneur, en personne et non pas dans une application de votre téléphone, peut vous aider à gravir les échelons plus rapidement et de façon sécuritaire.

Voici venu le temps de passer aux choses sérieuses. Maintenant que vous savez les bases de l'entraînement et comment manipuler vos séries et répétitions, compliquons les choses et augmentons la difficulté de vos entraînements un peu.

1. Le volume

Le volume d'entraînement représente le nombre de séries ou d'exercices et est inversement proportionnel à l'intensité (mais il peut y avoir des exceptions). Plus l'intensité augmente, plus le volume diminue. L'intensité est définie par la charge à déplacer ou le pourcentage d'une charge maximale, et non pas une façon de qualifier un entraînement difficile ou plus intense.

Le but principal est de faire des phases d'entraînement, ce que nous appelons de la « périodisation ». En alternant des phases d'accumulation (haut volume d'entraînement avec plus de séries) et en poussant le corps à la limite du surentraînement par fatigue accumulé (accumulation) et des phases d'intensification (moins de séries, mais avec des charges beaucoup plus élevées), vous garderez votre corps dans la zone idéale.

Très important à comprendre pour ce chapitre ainsi que tout ce qui se passera pendant vos entraînements dorénavant. En accumulation, **vous créez progressivement un état de surentraînement temporaire, puis, lorsque vos processus adaptations travaillent à leur pleine capacité de récupération, vous baissez le volume. Ce pas de recul est ce qu'on appelle la « surcompensation ».**

La phase de surcompensation est où les résultats réels se passent.

Voici un exemple simple sur la façon d'alterner les phases de haut volume et de haute intensité sur une période de 12 semaines. (Méthode linéaire)

	Nombre de séries par entraînement	Nombre de répétitions par série
Semaine 1-3	20-25	12-15
Semaine 4-6	15-20	6-8
Semaine 7-9	10-15	10-12
Semaine 10-12	5-10	4-6

Périodisation avec méthode ondulatoire.

	Nombre de séries par entraînement	Nombre de répétitions par série
Semaine 1-3	20-25	12-15
Semaine 4-6	10-15	6-8

| Semaine 7-9 | 15-20 | 10-12 |
| Semaine 10-12 | 5-10 | 4-6 |

Il ne vous reste qu'à choisir la méthode la plus appropriée pour vous et, malheureusement, comme toute autre méthode, l'essai et l'erreur sont essentiels. Certains trouveront la méthode linéaire trop difficile et auront de la difficulté à récupérer, alors la méthode ondulatoire sera de mise, car elle prône la récupération avec une baisse du nombre de séries lors des semaines 4 à 6. Certains pourront prendre le haut volume d'entraînement, mais auront besoin de plus de diversité dans leurs entraînements avec des changements d'exercices plus fréquents. Prenez bien en note ce qui fonctionne pour vous.

2. La force de **préhension**

Le chaînon manquant dans presque tous les programmes d'entraînement est la force de préhension. Si votre prise ne peut tenir lors de vos entraînements plus intenses avec des charges qui augmentent graduellement et constamment, il vous sera impossible de progresser à votre plein potentiel. Les levés tels que soulevé de terre (deadlift), traction à la barre (chin-ups) ou flexion des genoux (squats) avec barre HEX sont les exercices qui vous donneront de gros résultats, mais si votre poigne ne suit pas, vous verrez vos résultats stagner. Un équipement qui peut vous aider énormément est les barres surdimensionnées ou les petits ajouts comme les FatGripz ou GripsFear qui peuvent être emportés avec vous et peuvent être installés sur tout type de barre.

Voici un petit programme d'avant-bras qui congestionnera même vos os (façon de parler, cela va sans dire).

Avant-bras

	Exercice	Série	Répétitions	Tempo	Repos (sec)
A1	Flexion du coude, prise pronation avec barre droite, prise large	4	8	2020	0
A2	Flexion du coude, prise pronation avec barre droite, prise largeur d'épaules	4	8	2020	0
A3	Flexion du coude, prise neutre avec haltères libres	4	Maximum de répétitions	2020	90
B1	Flexion des poignets, avec barre derrière le dos	3	12	2010	0
B2	Extension des poignets, avant-bras sur banc[53]	3	12	2010	60
C	Flexion des poignets sur banc avec poids libre. [54]	3	Max out (15-20)	2020	60

---

[53]Cette technique vous demande d'avoir les avant-bras sur un banc, et les épaules bien avancées au dessus de vos avant-bras pour bien les isoler et les empêcher de bouger. Vos mains dépassent du banc et vous tenez la barre dans les mains avec une prise en pronation.
[54] Bien rouler la barre pour fermer le poing et dérouler la barre au bout des doigts.

Il s'avère que votre force de poigne est un test prédicateur de longévité. Elle peut être hautement prédictive des limitations fonctionnelles et des années d'invalidité à venir. « Les médecins ou autres professionnels de la santé peuvent mesurer la force de préhension pour identifier les patients avec des maladies graves telles que l'insuffisance cardiaque ou autres maladies du cœur et qui ont un risque particulièrement élevé de mourir de leur maladie », déclare le Dr Darryl Leong, chercheur et professeur adjoint de médecine de l'Université McMaster Michael G. de médecine et cardiologie.

D'après leur étude[xxiii] menée auprès de 140 000 adultes âgés entre 35-70 ans et suivis sur une période de 4 ans dans 17 pays, les résultats ont révélé que pour chaque baisse de 5 kilos (11 livres) dans la force de préhension, une personne sur six avait un risque accru de décès de toute cause[55][xxiv].

La force de préhension était un fort prédicteur de mortalité par maladie cardiovasculaire pour les personnes de divers milieux économiques et socioculturels. Ces résultats suggèrent que la force musculaire est un facteur de risque de maladie cardiovasculaire et peut même prédire le risque de décès chez les personnes qui développent une maladie d'origine cardiovasculaire ou non. Ces conclusions aideront les chercheurs à concevoir un moyen d'améliorer la force musculaire chez les patients et augmenter leur espérance de vie.

---

[55] Une étude similaire de 2014 publiée dans la revue PLOS ONE est liée à d'autres marqueurs de vieillissement, tels que la mortalité, le handicap, le déclin cognitif, et la capacité à se remettre de séjours à l'hôpital des sujets. Les chercheurs ont analysé plus de 50 études de personnes à travers le monde et de tous les âges et ont trouvé qu'une femme blanche de 65 ans sans études secondaires terminé avait la même force de préhension qu'une femme blanche de 69 -ans qui avait terminé ses études secondaires . Cela suggère que les gens moins instruits avec moins d'accès aux soins de santé peuvent avoir une force de préhension plus faibles, qui est associée à une plus faible espérance de vie, des taux plus élevés de maladies, et un déclin cognitif plus rapide. En résumé, la vitesse de vieillissement dans les différents groupes de population peut être mesurée à l'aide d'un simple test de préhension.

3. Les angles

Les bancs sont souvent toujours aux mêmes angles, soit 45 °, 30 °, plat ou décliné à 15-20 °. Alors, sans jamais vraiment changé d'entraînement ou d'exercice, d'un entraînement à l'autre, vous pouvez changé les angles d'environ 10 °, De cette façon, l'angle d'attaque sera toujours varié tout en gardant la même charge et en ajoutant une petite difficulté de plus.

4. Courbes de force

Chaque exercice et machine a ses propres courbes de force, dépendamment de la position du corps, de votre force et/ou expérience, vous pouvez manipuler à votre avantage ouà votre désavantage. Principalement, un exercice qui devient plus facile vers la fin de l'amplitude concentrique a une courbe ascendante (benchpress). Lorsque le mouvement devient de plus en plus difficile avec l'amplitude, la courbe de force est qualifiée de descendante (pullup). Une courbe dite concave devient plus difficile au milieu de l'amplitude comme une flexion du coude. Une façon rapide de changer les courbes de force intrasérie est de seulement changer les angles (4).

Ma façon préférée de changer la courbe de force d'un exercice est d'utiliser des chaînes et bandes élastiques. Les chaînes augmentent la résistance graduellement, un maillon à la fois. Elles augmentent l'avantage mécanique en diminuant la charge à la position la plus difficile et en l'augmentant à la position la plus facile. Cette méthode aide au développement de la force, et aussi à travailler indirectement les stabilisateurs, car les chaînes créent une légère instabilité lors des levés.

Selon la grosseur de la chaîne, chaque maillon peut peser entre .50 et 1 lb. Disons que vous avez 100 lb de poids sur la barre. À la position de départ, vous aurez 130 lb sur la barre (100 lb +15 lb de chaînes de chaque côté). Lors de la descente, vous enlèverez 2 lb à chaque maillon qui touche le plancher. Une fois rendu à la poitrine, vous aurez 115 lb. Lors de la poussée concentrique, vous rajouterez 15 lb de chaîne, 2 lb à chaque maillon qui décollera du plancher pour retourner à 130 lb au début du mouvement. Cet outil est très utile pour développer de la force.

Les bandes élastiques eux ajoutent une résistance exponentielle. Par contre, je dois vous avertir que les élastiques sont d'une difficulté extrême et doivent être utilisés intelligemment et sont réservés aux personnes expérimentées. Elles accentuent la vitesse de la barre en excentrique, ce qui demande à l'athlète d'appliquer encore plus de résistance lors de la descente. Gardons notre exemple du benchpress. Malheureusement, avec plusieurs variétés de benchpress, la possibilité d'ajouter des bandes élastiques est quand même assez rare. Vous pourrez trouver ce type de benchpress dans les gyms un peu plus « hardcore ». Vous pouvez aussi utiliser les cages à squat de façon à ce que les bandes élastiques soient attachées aux barres du bas de la cage.

Avec les élastiques, la barre ne pèsera que 45 lb à la poitrine, mais vous aurez presque 3 fois le poids à la flexion complète. Utilisez les élastiques pour la vitesse. Avec un mouvement sous contrôle et une bonne technique, effectuez un mélange de répétitions rapides et lentes. Avec un bon spotteur[56], faites environ 8 répétitions jusqu'à l'échec concentrique ou jusqu'à ce que vous ne soyez plus capable de faire une autre répétition et devez déposer la barre. Votre spotteur, lui, doit enlever les élastiques pendant les 10 secondes de repos allouées. Vous reprenez ensuite la barre et continuez la série, encore une fois, jusqu'à ce que vous ne soyez plus capable d'en faire une autre. La sensation est insupportable, mais les résultats seront incroyables.

5. Superséries

Il existe un nombre presque illimité de permutations et de possibilités lorsqu'on parle de supersets ou de superséries. Comme vous l'avez vu avec les derniers entraînements, vous pouvez alterner deux exercices A1 et A2.

---

[56] Ne choisissez pas n'importe qui. Un bon spotteur ne prendra pas la barre une fois que vous « semblez » être en difficulté. Son travail est de fournir le peu qu'il vous manque pour compléter la répétition. Il ne doit pas non plus vous en faire faire 5 lorsqu'il vous est humainement impossible d'en faire une de plus.

Hypertrophie agoniste

	Exercice	Série	Répétitions	Tempo	Repos (sec)
A1	Incline benchpress	3	10-12	3-0-1-0	10
A2	pecdeck	3	10-12	3-0-1-0	90

La méthode classique d'hypertrophie, avec le temps, a prouvé sa raison d'être dans le cercle d'entraînement de la plupart des adeptes de ce sport. Cette méthode est une attaque directe sur un muscle donné. Vous pouvez enchaîner deux exercices qui ont des angles différents, une prise différente ou seulement une baisse de charge de 5 à 10 %. Voici un autre exemple :

Superset agoniste pour ischio-jambier

	Exercice	Série	Répétitions	Tempo	Repos (sec)
A1	Romanian deadlift Barbell	3	12-15	3-0-1-0	10
A2	Flexion du genou couché sur appareil	3	6-8	3-0-1-0	90

Les répétitions peuvent varier, et cette méthode est plus communément appelée le principe de préfatigue. Fatiguer le muscle visé avec un exercice simple avec de nombreuses répétitions suivies d'un exercice isolé avec une contraction complète et avec plus de charge. Vous ne pourrez évidemment pas utiliser la charge habituelle sur le leg curl (A2), mais vous sentirez bien l'avantage de ce genre de combinaison particulière.

Hypertrophie antagoniste

	Exercice	Série	Répétitions	Tempo	Repos (sec)
A1	Développé couché (machine ou haltère)	3	10-12	3-0-1-0	60
A2	Traction assise à la poulie haute	3	10-12	3-0-1-0	60

Force

	Exercice	Série	Répétitions	Tempo	Repos (sec)
A1	benchpress	5	4-6	3-0-1-0	120
A2	Pull up	5	4-6	3-0-1-0	120

Cette façon alterne les muscles (ou groupes musculaires) qui ont une action opposée, c'est-à-dire antagoniste. En travaillant les paires antagonistes en alternance (par exemple une flexion suivie d'une extension), l'activation complète de l'unité motrice dans une contraction musculaire peut être améliorée lorsqu'elle est immédiatement précédée par une contraction des muscles antagonistes. Tout à votre avantage, car cette méthode vous permettra de doubler la charge de travail par entraînement.

Avec les stations doubles, vous obtenez l'avantage supplémentaire d'avoir une charge optimale sur les deux côtés tandis que la fatigue cumulative de la méthode classique de superset compromet l'utilisation d'une charge idéale pour créer l'effet voulu, soit d'hypertrophie ou de force. Du même coup, vous pourrez incorporer plus de travail à l'intérieur d'une séance d'entraînement.

Notez bien qu'en hypertrophie, les pauses sont quand même courtes. Par contre, une fois A1 terminé, vous aurez presque 3 minutes avant d'y retourner (60 secondes de pause, 40 secondes de travail avec A2, 60 secondes de pause avant de retourner à A1). L'effet de la pause prolongée vous permettra de manipuler des charges plus importantes pour les deux exercices. Même principe pour l'entraînement en force avec des pauses encore plus longues. Ne vous fiez pas aux apparences : des charges plus importantes sauront taxer encore plus votre système nerveux.

6. *Giant sets*

Une autre sorte de supersérie par elle-même, elle combine tous les mouvements d'un même groupe musculaire, de 3 exercices et plus. En plus de complètement oblitérer le muscle ciblé, cette méthode encourage la perte de gras et entraîne le système cardiovasculaire.

Par contre, le truc n'est pas d'inclure tous les exercices d'une façon aléatoire ou comme bon vous semble, la façon la plus efficace est de manipuler les courbes de force à votre avantage. L'angle du joint détermine la courbe de force (n° 4). Vous aurez ce qu'on appelle l'avantage mécanique, c'est-à-dire, vous attaquez avec l'exercice qui est le plus exigeant et difficile, lorsque vous êtes plus fort, et vous terminez avec le plus facile, lorsque votre fatigue est à son niveau critique. Voici un exemple pour bien illustrer l'ordre des exercices :

	Exercice		Série	Répétitions	Tempo	Repos (sec)
A1	Barbell	front	3	10-12	3-0-1-0	10
	squat					
A2	Barbell	back	3	10-12	3-0-1-0	10
	squat					
A3	Sissy squat		3	10-12	3-0-1-0	10

A4	Leg press	3	15-20	2-0-2-0	10
A5	Leg extension	3	12-15	2-0-1-0	10
A6	Prowler push	3	50 m	x-x-x-x	150

J'aime bien terminer avec un exercice comme le prowler[57] à la fin d'un circuit comme celui-là. Une fois les jambes complètement vidées, pousser quelque chose est une chose très primitive et ne demande pas d'effort immense sur le système nerveux et c'est un mouvement très simple à effectuer, même en état d'extrême fatigue.

Il ne faut pas oublier qu'en hypertrophie, le but est de pousser le muscle à son maximum et que le travail de l'entraîneur n'est pas de se faire des amis, mais d'obtenir des résultats.

Voici un entraînement du torse, utilisant l'avantage mécanique, qui vous laissera incapable de tenir ce livre :

---

[57] En 2004, l'Université de Clemson a confié à Williams Strength le mandat d'aider à concevoir et remplir leur salle de musculation avec des équipements haut de gamme. Joey Batson, un entraîneur de conditionnement physique à l'université, avait fait une première version du Prowler de bois pour ses joueurs de la ligue de football. Il voulait un appareil de conditionnement qui les a forcerait à « pousser » avec les hanches. Lorsque l'équipage de Williams Strength a parlé du projet avec l'entraîneur Batson, celui-ci leur montra le Prowler en bois qu'il avait fabriqué et a demandé s'ils pouvaient faire une version robuste en métal. Il était catégorique : il fallait 3 patins, 2 poignées verticales qui serviraient de porte-poids et une poignée horizontale basse. Williams Strength ajouta les anneaux à l'avant et à l'arrière de sorte qu'un harnais ou une corde pourraient être ajoutés afin qu'il puisse être tiré aussi bien que poussé. En Avril 2005, le Prowler 2 était sur le marché pour le grand public par l'entremise d'EliteFTS.com et fabriqué par Williams Strength.-Starting Strength, Matt Reynolds.

	Exercice	Série	Répétitions	Tempo	Repos (sec)
A1	45 ° incline DB benchpress	3	8-10	3-0-1-0	10
A2	30° incline DB benchpress	3	8-10	3-0-1-0	10
A3	Flat db press	3	8 -10	3-0-1-0	60
A4	Wide pronated grip pullups	3	8-10	3-0-1-0	10
A5	Close pronated grip pullups	3	8-10	3-0-1-0	10
A6	Close neutral grip pullups	3	8-10	3-0-1-0	150

Grâce à l'avantage mécanique, vous pourrez garder le même poids de A1 à A3. Vous devrez sûrement baisser vos poids à la deuxième et troisième série si vous ne pouvez pas respecter les répétitions données et c'est exactement le but. Vous pouvez remplacer les tractions à la barre (pull-ups) par le lat-pulldown si vous ne pouvez faire autant de tractions.

7. La force

Un des problèmes que je rencontre fréquemment est le manque de variété dans les programmes d'entraînement. Pour ceux qui désirent gagner de la masse musculaire, il ne porte leur attention que sur l'hypertrophie et oublient de travailler les autres types de fibres musculaires tels que la force et l'endurance. Cyclez vos entraînements de sorte que vous ne passez qu'environ 4 à 6 semaines en force (haute intensité) et 4 à 6 semaines en phase d'hypertrophie (volume). Terminez ce cycle de 10 à 12 semaines avec une semaine d'entraînement cardiovasculaire/endurance musculaire.

Une augmentation de vos poids maximum lors de votre cycle de force véhiculera une augmentation de vos charges lors de vos phases d'hypertrophie qui vous apportera de nouveaux gains en force et en masse musculaire. La taille du muscle dépend d'un équilibre dynamique entre les processus anaboliques (ou hypertrophiques) et cataboliques (ou atrophiques) .

8. German Volume

Cette méthode mettra votre patience à l'épreuve, mais vous donnera énormément de résultats. Généralement, vous verrez des gens se diriger vers le benchpress, faire une ou deux séries d'échauffement, et utiliseront soudainement un poids près de leur maximum pour une ou deux autres séries, pour un total de 4 à 5 séries. Le German volume utilise 10 séries de 10 répétitions. Il existe deux façons de faire.

Méthode n° 1 : Prenez entre 60-70 % de votre 1 RM[58] et le but est de garder le même poids pour les 10 séries. À chaque entraînement, vous devez augmenter le poids de 5 %.

Méthode n° 2 : Utilisez 75-80 % de votre 1RM, et essayez de faire le plus de séries possible à 10 répétitions. Lorsqu'il vous est impossible de faire plus de 6 répétitions, réduisez le poids sur la barre de 5 %. Continuez d'enlever 5 % chaque fois que vous ne pouvez faire 6 répétitions. Arrivé à la limite critique du 40 % (vous avez enlevé 40 % du poids initial), vous devez arrêter, prendre des notes et essayer de battre votre record lors de votre prochain entraînement.

9. Faiblesse

Une chaîne est aussi forte que son maillon le plus faible. À vrai dire, nous savons tous quelles sont nos faiblesses et, soyons francs, c'est plutôt lassant et plus difficile de s'occuper de nos faiblesses que de nos parties les plus fortes. Toutefois, porter toute son attention pour une

---

[58] Le maximum de poids que vous pouvez utiliser pour une répétition pour un exercice donné. Si vous pouvez faire 200 lb sur le benchpress, 60 % de votre 1RM représente 120 lb.

période déterminée et périodisée s'avère être la meilleure façon d'améliorer ce point faible. Une technique très efficace est de l'entraîner de 2 à 3 fois par semaine. Une autre façon serait de la faire deux fois par semaine, 2 fois par jour, en alternant avec des répétitions basses le matin, quand le système nerveux est frais et dispo, et les répétions plus élevées en fin d'après-midi, en protocole d'hypertrophie.

Ma façon préférée de m'occuper des faiblesses est de les travailler 2 fois par semaine, sans compter les séries, mais de seulement m'occuper du temps. Je consacre environ 45 à 60 minutes à deux parties qui prennent de l'arrière ou du retard. Par exemple, mes pull-ups et front squats n'étaient absolument pas le reflet de mon squat et de mon benchpress[59]. Alors j'ai décidé de faire des pull-ups et des front squats en superséries, avec des pauses de 60 secondes entre chacune, pendant 45 minutes. Mon front squat augmenta de 65 lb en quelques semaines.

10. Retour à la base

Ne jamais sous-estimer la puissance des levés principaux tels que benchpress, squats et deadlifts. Après plusieurs années de pratique, les solutions semblent toujours plus compliquées dû aux nombreuses techniques et tendances véhiculées par les médias et sur Internet.

À mes débuts, vers l'âge de 12 ans, j'ai demandé à mon oncle de me faire un programme d'entraînement. Moi qui étais un habitué des programmes d'entraînement de Lou Ferigno, Lee Priest et Rich Gaspari dans les revues de MuscleMag et Muscle & Fitness, je ne m'attendais pas à avoir un programme du genre :

---

[59] Le front squat devrait représenter environ 85 % du back squats. Les pullups (prise en supination) devrait représenter 90 % du benchpress, poids du corps inclus. Il faut noter que ces ratios peuvent variés grandement d'un individu à l'autre à cause de facteurs tel que l'âge d'entraînement, la grandeur, l'expérience, etc.

	Exercice	Série	Répétitions	Tempo	Repos (sec)
A	Benchpress	3	8-10	3-0-1-0	120
B	Back squats	3	8-10	3-0-1-0	120
C	pullups	3	8 -10	3-0-1-0	120
D	deadlift	3	8-10	3-0-1-0	120

Faisant à ma tête, j'ai quand même continué de faire des exercices d'isolation après avoir fait le programme de mon oncle. Je dois avouer que selon ce dont je me souviens, ce programme m'a donné la force de continuer et surtout, une force assez incroyable pour mon jeune âge.

Au secondaire, mon professeur d'éducation physique était responsable de la salle de conditionnement physique. J'étais le premier et souvent le seul à aller m'entraîner à l'heure de dîner. Étant la face familière de la salle de conditionnement de l'école, Raymond Hénault, ancien champion en culturisme, m'a pris sous son aile et me dirigea dans mes entraînements. À ma grande surprise, quel était le genre d'entraînement qu'il me donna en premier?

	Exercice	Série	Répétitions	Tempo	Repos (sec)
A	Barbell back squats	3	8-10	3-0-1-0	60
B	Leg curl	3	8-10	3-0-1-0	60
C	pullups	3	8 -10	3-0-1-0	60
D	Benchpress dumbell	3	8-10	3-0-1-0	60
E	Pullover barbell	3	12-15	3-0-1-0	60
F	Sit-ups	3	max	3-0-1-0	60

Pratiquement la même chose que mon oncle m'avait donné quelques années auparavant. Je me surprends régulièrement à penser à leurs programmes d'entraînement que je suggère à plusieurs reprises à certain débutants et avancés lorsque le besoin de changer se fait sentir.

11. Périodisation

J'utilise la périodisation avec tous mes athlètes. Cette méthode nous permet de planifier sur une période prédéterminée le travail et les phases à venir. Les phases sont les cycles de force, d'hypertrophie et/ou d'adaptation métabolique dont l'athlète aurait besoin pour atteindre un but en particulier, souvent pour la compétition ou maximiser une certaine fonction ou qualité musculaire qui lui permettra de bien performer pour un évènement. Voici un exemple de ce à quoi pourrait ressembler une périodisation typique pour un jeune joueur de hockey.

À partir du mois d'octobre jusqu'à mai, la plupart sont en saison, alors l'entraînement est réservé à la maintenance et la prévention des blessures. En saison morte, environ 8 à 12 semaines, le travail de perfectionnement est la priorité.

janv. -mai	juin	juil.	août	sept	oct.	nov.	déc.
Saison compétitive	Hors saison				comp		
maintenance	AA	HYP, PP	Force	Puissance	maintenance		

AA : l'adaptation anatomique

Après la saison, le besoin de réévaluer et de réparer les blessures est primordial, car le reste de l'été s'annonce ardu. L'hypertrophie et la perte de poids débutent lors de cette phase pour la majorité avec une bonne alimentation et récupération entre les entraînements.

Hyp, PP : hypertrophie/perte de poids

Pour ceux qui ont du poids à perdre ou à gagner, cette phase est extrêmement importante. Les recruteurs sont les premiers à remarquer les efforts et s'ils suivent le plan à la lettre, rien ne pourra les arrêter au camp d'entraînement. Les besoins sont évalués au début de la saison morte.

Force et puissance

Cette phase termine la saison de préparation en appliquant les nouveaux gains et qualités musculaires des dernières semaines à des mouvements fonctionnels en fonction de leurs positions.

Qu'est-ce que la périodisation d'un joueur de hockey peut bien avoir à faire avec quelqu'un qui veut tout simplement s'entraîner? Est-ce nécessaire pour monsieur ou madame tout le monde?

Le joueur de hockey à besoin de 10 à12 semaines pour se préparer en fonction d'une saison d'une durée de plus ou moins 36 semaines. La saison de Ginette ou de Jean-Guy elle doit durer, dans la majorité des cas, du début janvier à fin février.

Si Ginette et Jean-Guy avaient un plan de départ et un objectif précis, peut-être que leur quête ne se terminerait pas à la fin de février, plus fatigué et ennuyé que lorsqu'ils ont commencé. Plusieurs entraîneurs ne croient pas à la périodisation. Ce que j'entends est, à mon avis, un manque de but clair et précis avec un ou des objectifs à atteindre. La peur de ne pouvoir répondre aux attentes, autant de la part de l'entraîneur que de l'entraîné. Je comprends que contrairement à un athlète, le mode de vie de monsieur ou madame tout-le-monde est pour le moins différent de celui d'un athlète, en ce qui a trait à la discipline, par exemple. Toutefois, un bon entraîneur doit pouvoir réajuster le tir lorsque besoin il y a pour garder le cap sur le but ultime.

12. Hypertrophie fonctionnelle

Vous verrez cette méthode dans le cercle d'entraînement pour athlète, mais ça ne signifie pas que ce n'est pas utile pour le commun des mortels. Pour les athlètes, l'hypertrophie fonctionnelle est un entraînement qui leur permet de gagner de la masse musculaire tout en augmentant leur force musculaire, qui les aide à être plus rapides, plus forts et explosifs pour un mouvement qui est spécifique à leur sport. L'entraînement ou la phase d'hypertrophie comprend des exercices qui s'approchent autant que possible du mouvement principal de leur sport. Par exemple, le squat serait utilisé pour augmenter le saut vertical ou un benchpress incliné pour augmenter les forces de poussée en position debout.

Est-ce que l'hypertrophie fonctionnelle peut aider la population générale? Absolument. Elle améliore aussi nos performances même si aucun sport n'y est relié. Un léger gain de masse musculaire accélère notre métabolisme. Elle active aussi notre système nerveux qui avec les années, se détériore peu à peu. Elle nous épargne des blessures lors de chutes malencontreuses et de blessure graves lors de nos entraînements plus intenses. En fin de compte, elle nous garde forts, puissants et vivants! Nous oublions souvent que la clé de l'hypertrophie est de stimuler le métabolisme, d'améliorer votre taux de sucre dans le sang et une bonne gestion de l'insuline et de soutenir la réponse hormonale afin brûler les graisses.

13. Les entraînements de type strongman

Ces entraînements sont extrêmement efficaces pour des gains de force, et sont à mon avis, la définition d'un entraînement fonctionnel. Ils sont devenus une modalité de plus en plus populaire. En groupe ou individuellement, ce type d'entraînement nous pousse à sortir de notre petit coussin confortable avec des exercices et de l'équipement non conventionnel de type farmers walk, des roues de tracteurs, des pierres d'Atlas ou tout simplement des poussées ou tirés d'automobiles ou camions.

14. Changement... de programme et de rythme

Vous avez pu comprendre pourquoi vous devez changer de programmes fréquemment. Plus le corps est expérimenté, plus il s'adapte rapidement. Brisez la routine avec des entraînements deux fois par jour, comme du cardio le matin et des entraînements en musculation en après-midi ou donnez-vous une semaine en testant les exercices principaux tels que bench, deadlift, squats et pullups avec vos maximums pour une répétition. Vos scores sur les levées vous donneront vos objectifs pour les mois qui suivent.

15. La connexion

Au début comme après plusieurs années, nous oublions de faire le mouvement et de bien sentir les muscles qui travaillent. Plusieurs recherches ont prouvé que le simple fait de porter plus attention, ou se concentrer sur le muscle précisément ciblé, peut augmenter la contraction, et cela a été prouvé avec test en électromyographie. [xxv,xxvi]

16. La pompe

Très convoitée par les adeptes de la musculation. Il existe deux sortes de pompe ou si vous voulez, d'engorgement musculaire. La pompe est le résultat d'un nombre de fonctions et d'interactions physiologiques. La seule façon d'y parvenir est un équilibre énergétique pour permettre un débit sanguin suffisant aux muscles qui travaillent. Les muscles ont besoin de ce sang pour leur fournir l'oxygène et les nutriments, et éliminer les déchets (l'acide lactique et dioxyde de carbone) pour assurer la continuation du bon travail.

La nutrition et l'hydratation ont un rôle primordial pour la pompe. Quelqu'un dont la diète est intense, en sevrage d'hydrates de carbone aura beaucoup de difficulté à atteindre cet état tant convoité.

Assurez-vous de boire amplement d'eau quelques heures avant vos entraînements, 1 litre d'eau est fortement suggéré avant chaque entraînement et n'oubliez pas de continuer de bien vous hydrater pendant et après l'entraînement avec autant sinon encore plus d'eau.

Rich Gaspari, membre du temple de la renommée du monde de l'entraînement et culturisme explique : « Vos muscles ont besoin d'être remplis de glycogène pendant vos entraînements si vous voulez une pompe musculaire de fou. Le glycogène est non seulement une source d'énergie qui peut alimenter vos séances d'entraînement, mais il est également essentiel pour un look musculaire et massif ».

C'est la raison pour laquelle une personne semble « plat » sur un régime faible en glucides, malgré le haut volume de travail que cette personne peut faire. Essayez d'obtenir une pompe avec un régime faible en glucides est extrêmement difficile. Avec un régime faible en hydrates de carbone, le meilleur moyen est de consommer la majorité de vos hydrates de carbone autour de vos entraînements.

Des répétitions entre 12-20 sont le meilleur choix pour obtenir une bonne pompe. La meilleure façon est de faire des superséries comme il est discuté aux points 3 à 6. Une autre méthode extrêmement efficace est la méthode « drop set ». Visez 8 à 10 répétitions sur le benchpress par exemple. Lorsque vous avez terminé, prenez 10 secondes de repos et enlevez 5 % du poids sur la barre. Si vous aviez 100 lb, vous baissez le poids à 95 lb, faites 8 à 10 répétitions ou votre maximum jusqu'à épuisement, ensuite prenez 10 secondes de repos, enlevez encore 5 %, vous devez maintenant faire votre maximum avec 90 lb. L'erreur la plus courante est d'enlever trop de poids pour ce type de technique, car il ne suffit que 5 % et 10 secondes de repos pour être capable de faire 8 à 10 autres répétitions. Par contre, tout dépend de l'expérience de l'entraîné! Certains ne pourront atteindre les répétitions suggérées et d'autre pourront faire beaucoup plus. De là l'importance de bien utiliser le poids maximum pour 8 à 10 répétitions (8-10 RM).

17. Surcompensation c'est-à-dire surentraînement planifié

Méthode réservée aux avancées ou à quelqu'un qui bénéficie d'un suivi par un professionnel ou pour un sport et/ou en compétition. Plusieurs entraîneurs sportifs se servent de cette méthode, souvent appelée aussi « le crash », pour augmenter les performances sur une période prédéterminée dans un calendrier annuel. Deux études au début des années 1990 ont exploré la surcompensation . En 1992, un groupe de sept cyclistes néerlandais ont augmenté leur volume d'entraînement à partir d'une normale de 12,5 heures à 17,5 heures par semaine pour chacune des deux semaines. Ils ont également augmenté l'intensité de 24 à 63 % du temps total de l'entraînement pendant cette période. Au bout de deux semaines, il y avait une diminution significative de tous les aspects de leur condition physique; ils frôlaientle surentraînement. Mais après deux semaines de récupération, les coureurs ont connu une augmentation de 6 % de leur force, leurs temps d'essais se sont améliorés par une moyenne de 4 %, et ils ont produit moins d'acidité à la vitesse supérieure par rapport aux niveaux précédents pendant la phase de surcompensation. Pas mal pour deux semaines d'un entraînement « intensif ».

Pour le commun des Joe « bras » ou Ginette « fessier de fer », vous pouvez utiliser cette méthode, mais n'abusez surtout pas. Ceci étant dit, la majorité de la population des gyms du début janvier le font sans le savoir. Les gens s'entraînent comme des défoncés, mangent comme des oiseaux, et essaient de tenir le coup le plus longtemps possible. La règle pour cette méthode est de documenter et de réévaluer la progression. Des athlètes expérimentés et supervisés ne peuvent soutenir cette cadence pendant plus de 2 à 3 semaines tout au plus. Alors, prenez garde et foncez intelligemment. La façon la plus courante est de faire deux entraînements par jour pendant 3 semaines. Voici quelques exemples;

AM	PM
cardio	musculation
force	hypertrophie
hypertrophie	endurance

La règle est de faire ce qui est plus dur neurologiquement le matin, lorsque le système nerveux est frais et dispos, et ce qui est plus facile vers la fin d'après-midi. Gardez les entraînements plus courts et mettez-y le paquet. Vous méritez vos quelques jours de repos par la suite.

18. De-Load

Cette période représente une phase d'entraînement avec moins de séries par exercice ou tout simplement, une autre activité qu'un entraînement en salle. Ceci permet au système nerveux de prendre un peu de répit suivant des périodes d'entraînement intenses.

Maintenant que vous avez une très bonne idée quoi faire, voici quelques leçons qu'il faut appliquer pour *continuer* d'avoir des résultats.

1.N'apportez pas votre cellulaire au gym

Je trouve complètement aberrant le fait d'amener son téléphone avec soi lors d'un entraînement. Premièrement, je trouve qu'il s'agit d'un geste irrespectueux, surtout que nous n'avons pas besoin de vous entendre raconter ce qui s'est passé vendredi dernier. Le simple fait d'en parler démontre votre besoin d'attention.

Je comprends que de nos jours, il devient difficile de décrocher, car il existe de multiples applications servant à nous aider avec nos entraînements et les programmes d'entraînement se trouvent souvent directement dans notre téléphone cellulaire. Cependant, l'entraînement demande 100 % de concentration et un maximum d'efforts, jamais moins que cela. Une personne sérieuse respecte ses temps de repos et garde le focus. Mes clients qui font leur argent avec leurs appels téléphoniques sont capables de laisser leur téléphone de côté pour le temps de leur entraînement; je pense que vous le pouvez aussi. S'ils sont capables de s'en départir pour l'heure de leur séance, je crois que vous le pouvez aussi et vous pourrez, par la suite, vous concentrer sur vos résultats.

2. Priorisez ce qui fonctionne

Certains programmes fonctionnent, et d'autres pas. Il faut apprendre et tirer des leçons des deux. Pourquoi un programme fonctionne et un autre pas? Prenez-en note et passez au suivant. Voici un exemple. Une perte de poids saine ne peut être optimale que lorsque plusieurs éléments composent l'équation. Si pour une quelconque raison votre niveau de stress est élevé dernièrement, un programme d'entraînement approprié est de mise.

Un programme qui vous impose de longues minutes d'une séance cardiovasculaire, un entraînement rigoureux en circuit 5 fois par semaine ne fera qu'ajouter un stress additionnel. Contrairement à la croyance populaire, ce type d'entraînement n'est pas la solution optimale. Un entraînement doux pour les surrénales, de type « bodybuilding » peut apporter plus de résultats et aidera les surrénales à se régénérer tout au long du plan. Le premier principe d'entraînement à suivre est celui de l'individualisation. Malheureusement, il est souvent mis de côté pour le principe de la popularité.

3. Vous êtes le reflet de vos trois derniers programmes

Sans aucune exception, le programme miracle n'existe pas et n'existera jamais. Même si un programme vous donne par chance un max de résultats, il ne le fera que pour une courte période, maximum 4 semaines. Pourquoi changer si le programme fonctionne? Le principe d'adaptation est roi et maître de nos résultats. La première semaine est celle de la technique et de l'ajustement. La deuxième semaine est celle de tous les progrès et du fameux « beast mode »; rien ne peut nous arrêter. La troisième semaine, les résultats et la progression montrent des signes de ralentissement. La quatrième semaine stagne la plupart du temps. Certains s'entêtent et poussent quand même pendant quelques semaines. Malheureusement, ces quelques semaines seront perdues dans leur plan annuel et totalisées comme une perte de progression. Tandis que d'autres changeront de programmes et continueront leurs progrès.

Il y a tellement de façons simples et efficaces, que changer ses entraînements n'est pas vraiment compliqué. Une phase d'entraînement de trois semaines en force suivant une phase d'entraînement en hypertrophie (ou vice versa) peut propulser vos résultats vers de nouveaux sommets.

4. Sortez des sentiers battus

Vous connaissez l'histoire de la boîte à neuf points? Sans lever le crayon, comment relier les neuf points à l'aide de seulement quatre traits droits qui se touchent. Les petits rapides et créatifs n'ont pas peur de sortir de la boîte pour relier les neuf points. L'expression est régulièrement utilisée dans les milieux d'affaires, le plus souvent par les consultants en management. Elle apparaît sous une forme ou une autre dans diverses publicités.

Sans lever le crayon, reliez les neuf points à l'aide de seulement quatre traits droits qui se touchent

La majorité des écoles de pensée restent coincées dans leur petit cercle d'information, pensant que leur méthode est la méthode ultime. Les « crossfitter », Chek, O-Lifter, marathonien, etc., ont souvent des disciples extrémistes fermés d'idées autres que ce qu'ils connaissent et pratiquent. Si seulement ils pouvaient passer un peu moins de temps à « troller » les forums et commentaires sur les médias sociaux pour défendre leurs idéologies et leur guru, et explorer d'autres méthodologies. Le problème majeur de ce genre de discussion est que le message est pris hors contexte et souvent il est complètement différent du message original. Alors, faites comme Bruce Lee, prenez ce qui est utile pour vous, et rejetez ce qui ne l'est pas.

5. Cessez d'écouter vos amis et leurs amis

La différence entre les amis qui nous aident et ceux qui nous rabaissent est l'aide et le support que nous pouvons tirer d'eux. Soyons honnête, combien d'amis avez-vous qui partagent votre passion de l'entraînement et/ou un mode d'alimentation qui ressemble au vôtre? Probablement très peu, comme la plupart d'entre nous.

Vous êtes probablement celui ou celle qui les aident en premier et c'est une bonne chose de continuer à faire ce que vous faites. Par contre, s'ils essaient de vous dissuader d'aller vous entraîner ou encore de suivre votre plan alimentaire parce que « vous devez vivre un peu » ou seulement parce qu'ils veulent voir à quel point vous êtes faites fort, ne vous laissez pas convaincre. Continuez sur votre voie et laissez-les faire ce qu'ils veulent. Vous n'avez pas besoin d'amis qui vous amènent du négatif.

6. De vous écouter et de trop analyser

Comme si vous n'aviez pas assez de vos amis, vous commencez vous-même à douter, à écouter la petite voix dans votre tête qui vous dit qu'il serait peut-être temps de prendre du repos. Un petit brownie ne fera certainement pas de vous une mauvaise personne. Par contre, prenez quand même le temps de vous demander si le geste en vaut vraiment la chandelle, si selon vos objectifs et l'amour que vous avez pour vos buts, il vaut la peine de retarder votre processus. Rappelez-vous souvent vos buts, écrivez les étapes à suivre et relisez-les fréquemment.

Une journée à la fois, vous y arriverez.

7. Cessez de vous comparer

Un but doit, en tout temps, être réaliste et raisonnable. Tous veulent ressembler à un modèle fitness ou bikini, mais personne n'est prêt à faire les sacrifices que ces derniers font. S'entraîner 4 à 5 fois par semaine, avoir une alimentation extrêmement rigoureuse et une vie sociale extrêmement monotone font partie de leur réalité jour après jour. Mes clients ont souvent ce type d'objectif, c'est une fois la vérité entendue qu'ils réajustent leur objectif à la baisse.

Le phénomène Facebook est plus souvent constaté chez les femmes et il ne faut pas le sous-estimer. Leurs amis mettent des photos de leur nouveau physique fraîchement travaillé et découpé et, soudainement, elles se réveillent et décident qu'elles veulent elles aussi les mêmes abdominaux, tout en les voulant depuis hier.

Il ne faut pas oublier que tout le monde sur Facebook ou sur les médias sociaux n'affichent que du positif, soit le meilleur d'eux-mêmes. Bien sûr, personne n'affiche de photo au levée du jours, cheveux dépeignés, la bave sur le menton et les crottes encore dans les yeux. Ce ne sont qu'un écran de fumée, une distorsion de la réalité. Alors, est-ce sain de se comparer à une déception?

8. Cessez de vous peser tous les jours

Vous vous levez le matin, petit pipi, et hop sur le pèse-personne. OH MON DOUX JÉSUS! Vous avez pris deux livres. Gare aux personnes que vous croiserez sur votre chemin durant cette journée.

Se peser tous les matins est un peu comme une guerre psychologique et, malheureusement, le pèse-personne gagne la guerre pratiquement toutes les fois.

Imaginez que vous avez tout fait comme il se doit durant deux semaines, que vous vous sentez super bien et vous décidez de vous peser soudainement. Bordel, tout ce travail pour avoir seulement perdu deux petites livres? Tant pis, je triche, mes efforts n'ont pas été concluants; je recommencerai lundi.

Vous vous reconnaissez? Et voilà pourquoi vous ne devez pas vous peser tous les jours et surtout ne pas vous fier au pèse-personne comme chiffre ultime et marqueur de progrès. Le nombre affichée sur le pèse-personne varie énormément de jour en jour. Travaillez plutôt avec une prise de taux de gras, effectuée à intervalles réguliers, soit environ une fois par mois. Un autre excellent marqueur qui ne faut pas oublier sont vos vêtements.

9. Cessez de compter les calories

La question éternelle : dois-je compter les calories ou non? Comme toutes données pertinentes à notre entraînement ou à nos progrès, compter les calories peut être un outil utile afin de nous aider à déterminer un protocole et les marches à suivre. Il ne faut malheureusement pas être celui ou celle qui compte les calories de leurs amis et leur faire une leçon de nutrition à chaque sortie au resto en votre compagnie.

Lorsque nous avons une pomme de 100 calories dans une main et un paquet de 100 calories de biscuits dans l'autre, pouvons-nous dire qu'il s'agit du même apport nutritif? Par ce simple exemple, nous pouvons dire que tout est dit sur le fait que nous ne pouvons considérer le fait de compter les calories comme seul et unique principe de l'élaboration d'un plan alimentaire. Même Weight Watchers a finalement admis que leur fameuse façon de compter les calories ne fonctionnait pas.

Le corps est constamment à la recherche d'un équilibre, soit l'homéostasie. S'il est en déficit calorifique pendant trop longtemps, il s'adaptera par un gain de gras et même une perte de masse musculaire (et peut occasionner d'autres problèmes de santé plus graves). Optez pour une nutrition riche en nutriments et, à l'occasion, laissez-vous aller avec des petits repas triches.

10. Cessez de lire, déposez le livre, et faites quelques pompes ou allez faire quelques sprints à l'extérieur pour vous dégourdir.

Les vieux sages ont toujours prôné le mouvement, de ne jamais rester immobile ou à la même position pendant de longues périodes, ça bloque le Chi et empêche le sang de circuler convenablement.

CHAPITRE 7
QUE TON ALIMENT SOIT TA SEULE MÉDECINE

Au risque de me répéter, avant de commencer tout programme d'alimentation/nutrition/diète/mode de vie, consultez votre médecin de famille. Je vous suggère tant qu'à y être de faire quelques tests de sang de base. Comme le pourcentage de gras, ces tests peuvent vous indiquer quelques petits problèmes de santé qui ne semblent pas si graves, mais qui peuvent le devenir avec un programme d'alimentation restreint.

Ces quelques conseils ne sont que des suggestions et comme tout conseil non individualisé, vous devez vous renseigner auprès de votre médecin/entraîneur/nutritionniste et déterminer si ce serait un bon choix pour vous. Si vous avez fait vos devoirs, passez quelques tests de base et analysez votre pourcentage de gras ou données anthropométriques, donnez quelques semaines à votre nouveau plan et retournez mesurer pour voir si vous avez réalisé des progrès et si votre nouveau plan fait le travail escompté.

Mon ami naturopathe **Mathieu Bouchard** est un thérapeute très réputé au Québec. Je ne connais personne d'aussi qualifié que lui pour bien expliquer simplement un des fléaux les plus répandus au pays et un précurseur de nombreuses maladies et l'augmentation du taux d'obésité, soit la résistance à l'insuline.

« Si vous avez un entraîneur ou êtes familier avec l'entraînement et la nutrition, vous avez déjà sûrement entendu parler de la sensibilité à l'insuline ou la résistance à l'insuline. Ce terme est très joli dans une phrase, mais que veut-il dire vraiment?

L'insuline est une hormone et comme pour toutes les hormones, elle a besoin d'un récepteur pour faire son action. Le problème c'est qu'avec l'alimentation nord-américaine moyenne, cette hormone est sécrétée beaucoup trop souvent et en beaucoup trop grande quantité ce qui rend ses récepteurs de moins en moins sensibles à son action.

Pour bien comprendre, imaginez que l'insuline est votre main et que le récepteur est une porte à laquelle vous cognez. Au début, vous n'avez qu'à cogner 1 petit coup pour que quelqu'un vienne vous ouvrir et si vous cognez raisonnablement, ce système fonctionnera bien et ne sera pas altéré. Dans le cas d'un processus de résistance à l'insuline, la porte épaissie de plus en plus et la personne qui doit vous ouvrir de l'autre côté est de plus en plus sourde ce qui signifie que vers la fin vous cognerez sur une porte de coffre-fort avec un batte de baseball pour qu'une personne sourde vous entende. Vous admettrez que c'est assez peu efficace. Le récepteur pour l'insuline étant de moins en moins répondant, vous produirez donc de plus en plus d'insuline pour effectuer le même travail et un trop-plein d'insuline n'est pas une bonne chose pour le corps humain. »

Malheureusement, ce n'est que le début de la cascade de problèmes. Le stress, l'environnement et le manque de sommeil ne font que jeter de l'huile sur le feu. Par période de stress, l'habitude de plusieurs est de se réfugier ou de se récompenser avec des sucreries ou des repas triches complètement démesurés. Malheureusement, ce n'est qu'une solution temporaire qui ne fait que masquer le problème et engendrera encore plus de petits tracas.

Ce qui me mène à vous parler d'une autre habitude dont nous n'avons pas encore abordée.

« Que ton aliment soit ton médicament et que ton médicament soit ton aliment. » — Hippocrate

Un magicien, aussi populaire que bizarre, que j'admire du nom de David Blaine adore pousser les limites du corps humain. Avant de faire une performance, il étudie tous les aspects qui vont lui permettre de faire la meilleure performance et tour de magie qui lui est possible d'offrir. Il a été sous 3 tonnes d'eau pendant 7 jours, et a réussi à se tenir debout sur une poutre de quelque 22 pouces de diamètre d'une hauteur d'environ 100 pieds pendant 35 heures.

Pour un de ses tours le plus audacieux, il tenta de battre le record de celui qui retient son souffle le plus longtemps possible, soit le record qui est (ou était) de 17 minutes. Comme avant chaque événement, il étudia minutieusement tous les aspects et approches possibles pour une réussite plus que remarquable. Cette fois-ci par contre, il dut perdre un peu de poids, car un grand bonhomme de 6 pieds et 250 lb ne pouvaient possiblement pas réussir cette épreuve, gras avec des gros os comme il le disait si bien dans sa présentation TED. Son but était de perdre 50 lb en 3 mois. Ce qu'il a fait pour les trois mois était de manger comme si c'était sa médication. Tout ce qu'il mangea était exactement ce dont son corps avait besoin pour perdre du gras et récupérer de ses entraînements extrêmement intensifs.

Tout ce qu'il mangea avait un but, considéré comme médicinal pour le corps, ce qui est exactement comment nous devrions considérer comme approche en alimentation quotidienne. Manger pour le simple but de satisfaire ou combler un besoin en sucreries ou une récompense est voué à l'échec. Il faut manger pour satisfaire le besoin de fonctionner et de performer, point final.

Il existe un nombre de diètes et, oui, c'est parfois mélangeant. La meilleure approche nutritionnelle, à mon humble avis, est la méthode paléo. Inspirée du mode de vie de l'ère paléolithique, qu'on estime se situer entre 2,5 millions et 10 000 années passées. De façon simple et générale, cette méthode prône la protéine, les légumes, les noix et les fruits. Par contre, comme toute méthode et leurs adeptes, plusieurs convertissent à leurs avantages sans toutefois faire attention un petit détail trop souvent difficile, mais facile à ignorer pour s'adapter plus facilement. Attention, il ne faut pas me prendre en erreur, ce n'est pas la méthode qui me grafigne le cerveau, mais bien ceux qui sont de son côté extrême.

Pour être 100 % paléo et vivre exactement comme ils le faisaient à cette époque, vous auriez à **chasser votre propre bouffe**. La plupart ne peuvent même pas voir un steak saignant. Les méthodes de cuisson de cette époque et de nos jours étaient sans aucun doute bien différentes. La viande n'était sûrement pas toujours disponible, et lorsqu'elle l'était, elle était assez en colère contre le chasseur et devenait souvent le chassé.

—Ils mangeaient de façon saisonnière. Les fruits n'étaient pas toujours disponibles et en saison.

—Butinage périodique (pour la nourriture et du bois de chauffage, etc.), ainsi que les migrations nécessaires occasionnelles ont développé une impressionnante endurance physique. Les levées de charges lourdes, le transport et la construction de la vie primitive l'ont rendu dur et costaud. L'exposition régulière aux éléments l'ont rendu robuste et résistant.

—Ils étaient beaucoup plus musclés (hommes et femmes) alors ne se préoccupait pas vraiment du diabète de type 2, cholestérol et inflammation. La vie primitive exigeait un équilibre constant de sprints, d'haltérophilie et une main-d'œuvre légère et constante.

—Il n'y avait pas de tarte Paléo, aucune collation mi-après-midi pour les fringales. Ils mangeaient par nécessité et pour vivre et non pas pour le goût et un sentiment de réconfort.

—Ils ne mangeaient même pas à une table, mais en position de squat profond, qui nous le savons tous maintenant, 10 000 après, que cette position cause d'énormes problèmes aux genou. Heureusement que les physiothérapeutes avaient beaucoup de disponibilité à cette époque.

Ils devaient se contenter de graines sauvages, d'herbes et de variétés de noix indigènes, légumes et de feuilles de saison, racines (une fois l'art de la cuisson maitrisée). Les baies et autres fruits quand ils étaient disponibles. Viandes et poissons quand ils pouvaient les obtenir; de petits animaux comme le lapin et écureuil, ainsi que le gros gibier occasionnel comme l'ours, le bison, le cerf, et le mammouth.

Loin de ressembler à notre mode de vie, maintenant que tout est disponible où et quand nous le voulons, sans grands efforts. Alors, ce qu'il faut retenir de cette méthode est de manger ce que la nature nous a fourni depuis des milliers d'années et s'en contenter. Laissez de côté ou limitez les aliments transformés, en boîte ou en conserve qui représentent 90 % de la surface des supermarchés.

Maintenant il faut absolument parler du guide alimentaire canadien. Je crois que pour bien des personnes, le guide pourrait être un bon départ, mais une fois entrepris, votre santé mérite beaucoup plus. Le guide alimentaire doit absolument être révisé, du moins c'est ce qu'un rapport du comité sénatorial a affirmé. Restriction de la consommation des produits transformés et taxe sur les breuvages sucrés sont parmi les suggestions du comité, qui est convaincu que le guide a grandement contribué à l'augmentation du taux d'obésité et de maladies chroniques liés à ces problèmes.

Les recommandations du Guide alimentaire ne devraient-elles pas refléter ce que la science et la médecine dictent en matière de santé et nutrition? Malheureusement, le guide ne tient pas compte de notre réalité actuelle. Il n'a pas beaucoup changé depuis 1942. À cause de la pauvreté et du rationnement en période de guerre, il recommandait des quantités qu'on savait sous-optimales, mais faciles à atteindre pour la majorité de la population.

Un principe demeure : le guide n'a que des recommandations générales, qui ne tient pas compte de vos dépenses énergétiques journalières et activités physiques. La meilleure façon de commencer un plan alimentaire est de consulter un professionnel qui saura vous guider vers vos objectifs en élaborant un plan conçu pour vous et vos besoins particuliers.

Que ce soit le quoi dans n'importe lequel des plans alimentaires, diète quelconque, ou bien ce que vos amis vous disent, il n'existe pas de gâteau santé, ni biscuits pour perdre du poids, ni boisson qui remplacent les repas. Rien ne peut remplacer ce que la nature peut nous offrir.

Restez avec les principes de base et individualisez votre approche selon vos besoins. Je sais que maintenant, vous vous posez les questions que tout le monde se pose. Combien de calories, combien de protéines, d'hydrates de carbone et de gras? Le problème derrière ces recommandations est que personne n'est pareil et que chacun requiert différentes proportions en fonction de son niveau de stress, de sa digestion, de ses antécédents de santé, de sa génétique, de son sommeil, etc. Il faut aussi prendre en considération le passé de la personne, c'est à dire, vous! Ce livre peut bien vous recommander de couper dans les hydrates de carbone simples, mais pour d'autre, ils pourraient en avoir besoin. Il faut bien comprendre que les aliments sains de certains peuvent très bien être le poison des autres.

Alors vous aurez bien compris que ce livre ne peut vous donner que des recommandations générales, basées sur les données les plus récentes, mais ces fameuses données ne sont que le reflet de ceux qui ont effectué les recherches et les agendas auxquels ils devaient répondre. Par exemple, les recherches qui promeuvent le lait au chocolat sont fondées et financées par l'industrie laitière.

Vous pouvez même aller sur le site de l'industrie canadienne du sucre et lire tout ce qui peut aider la cause du sucre raffiné tel que des recherches qui ne lient pas la malbouffe avec l'obésité ainsi que la consommation de jus d'orange quotidienne (fait de concentré) n'a aucun lien avec la prise de poids et la résistance à l'insuline. Bien sûr, nous savons que ceux-ci n'ont aucun lien, mais une bonne éducation sur une large consommation de sucre et les mauvaises habitudes liées à la consommation de 1 ou plusieurs de ces produits n'aide pas la cause.

Prenons pour exemple le lait au chocolat. Que ce soit pour pousser le lobby de l'industrie laitière ou donner de la latitude au client, conseiller de boire du lait au chocolat après l'entraînement qui, semble-t-il, favorise la récupération est complètement aberrant. Pour ceux qui veulent bien croire aux bienfaits du lait au chocolat, voici quelques petits faits :

— Une tasse de 8 onces de lait au chocolat contient environ 200 calories, alors qu'un grand verre de 100 % de protéines de lactosérum contient 120 calories.

—Une portion de chocolat au lait contient seulement 8 grammes de protéines, mais la même portion de 100 % de protéines de lactosérum contient 24 grammes de protéines.

—Une seule portion de lait au chocolat contient 5 grammes de gras, dont 3 grammes sont des gras saturés, comparativement à seulement 1 gramme total de graisse dans 100 % de protéines de lactosérum, dont seulement 0,5 gramme est saturé.

Maintenant que nous savons que la protéine de petit-lait est supérieure au lait au chocolat, si je vous disais que la plupart des études citées[xxvii] dans les magazines proposant que le lait au chocolat est la meilleure alternative post-entraînement ont comparé le lait contre du Gatorade ou autres boissons contenant strictement des hydrates de carbone. Alors il est évident que le lait malgré sa faible teneur en protéines surpassera les boissons comme Gatorade, car la littérature suggère depuis que la terre est ronde que la protéine favorise la récupération après l'entraînement.

Toutefois, la meilleure option restera toujours le traditionnel shake protéine post entraînement. Pour les intolérants au lactose, il existe d'autres alternatives comme un repas riche en protéines et hydrates de carbone et faible en gras pour favoriser l'absorption et une digestion rapide.

Je dois aussi ajouter que les aliments riches en sucre simple et/ou fructose tendent à promouvoir l'inflammation, et qui dit inflammation, dit cortisol, qui rend plus difficile la perte de gras et le gain de masse musculaire.

Ce type de conseil peut toujours fonctionner, pour environ 1 à 5 % de la population, mais ne veut pas dire que vous devriez l'essayer. Les effets néfastes n'en valent vraiment pas les bénéfices.

Glucides ou pas de glucides?

Malgré leurs mauvaises réputations grandissantes, les hydrates de carbones ou glucides ne sont pas le démon, bien au contraire. Les restrictions sévères peuvent devenir rapidement un problème. Comme Mathieu Bouchard nous l'a expliqué plus tôt, les glucides sont un couteau à deux tranchants. Ils peuvent être un allié comme un ennemi. Consommez trop d'hydrates de carbone simples, provenant surtout d'aliments transformés ou de qualité moindre comme les pâtes, céréales, sucreries ou tout autre gâterie ou aliment en boîte, et votre corps aura quelques difficultés à bien les assimiler et aura un effet cumulatif négatif sur votre corps. Par conséquent, une cascade de problèmes suivra tel que gain de poids et de gras et tout autre problème métabolique et hormonal qui s'y attache.

Lorsque nous, professionnels de la santé, parlons d'hydrates de carbone nous faisons toujours allusion aux hydrates de carbone complexes provenant de la terre et des arbres, soit légumes et féculents, tout ce que la nature nous fournit de façon naturelle, rien de ce qui provient de la section en boîte du supermarché ou du dépanneur du coin.

Il existe plusieurs catégories de légumes tels que :

Légumes-feuilles : salades, céleri, chou, épinard

Légumes racines : betterave, carotte, navet, radis

Légumes-fruits : aubergine, avocat, concombre, courge, melon, olive, poivron

Les tubercules : pomme de terre, patate douce

Les légumes-tiges : asperges, pousse de bambou, poireau

La recommandation générale est de 10 à 12 portions par jour de légumes. Très peu de calorie, mais extrêmement riche en nutriments, ce qui les rend essentiels pour une bonne santé générale. Le plus gros des problèmes est lorsque vient le temps de suggérer des légumes est que la plupart des gens n'en choisissent que quelques-uns et ne font que manger ceux-là.

Cependant, pour les grands consommateurs de fruits, une consommation exagérée sur une période prolongée peut avoir un impact négatif sur la glycémie. La plupart des consommateurs de fruits sont aussi de grands consommateurs de produits laitiers comme le yogourt, qui a aussi un impact sur votre glycémie. Additionnez le tout, et même s'ils croient avoir de bonnes habitudes alimentaires avec des choix sains, comme le suggèrent la plupart des diététistes et le guide alimentaire, l'excès de toutes bonnes choses nous envoie dans le côté négatif. Ce n'est pas parce qu'un choix ou un aliment est jugé « santé » qu'il faut en abuser. Combien de fois avez-vous reçu un pourriel vous suggérant de prendre un nouveau produit contenant des ingrédients provenant d'une île pratiquement inaccessible, où ils ont trouvé ce merveilleux fruit miracle qui peut guérir la plus grave des conditions?

Je vais vous confier un grand secret, celui des vieux sages qui, durant des millénaires, l'ont gardé bien scellé dans une chambre forte sacrée enfouie au fond d'une grotte secrète que seulement la cinquième fille de l'enfant du moine Buddhadasa Bhikkhu au 32e jour du mois de janvier d'une année bissextile peut révélé. Ce secret bien particulier est celui-ci. Aucun produit ou supplément fortifié d'une vitamine ou d'un fruit élevé en un nutriment en particulier ne peut remplacer la synergie d'une bonne alimentation, et surtout, ce que la nature peut nous offrir avec les aliments qu'elle nous offre depuis des milliers d'années.

Explorons le sujet très controversé des protéines. Plusieurs ont une peur noire de la protéine croyant tous les mythes qui existent qui s'y relate. Du cancer jusqu'à développer une masse musculaire énorme dû à une surconsommation de protéines.

Ne laissez jamais un mythe mesurer vos limitations

Je ne suis pas de ceux qui croient que nous devons absolument consommer une quantité industrielle de protéine pour devoir gagner de la masse musculaire. Je crois qu'un équilibre devrait être respecté dans tous les aspects de notre alimentation. À certains moments, je suggère de consommer plus de protéines étant donné les entraînements plus exigeants et parfois, je suggère de réduire la consommation seulement afin de changer.

Les études qui démontrent un taux plus élevé de cancer chez les consommateurs de viandes (rouges plus particulièrement) étaient une étude d'habitudes assez mal interprétées par les participants et le public en général. Les participants devaient indiquer combien de fois ils avaient mangé de la viande rouge au cours de la dernière année. Premièrement, vous souvenez-vous de ce que vous avez mangé la semaine dernière? Deuxièmement, dans le questionnaire, ils avaient des choix de viandes multiples à cocher tels que saucissons, hamburgers, viandes déli, soit toutes les viandes les plus terribles à consommer pour une mauvaise santé. Entendons-nous que si vous consommez ce type de viandes de 3 à 4 fois par semaine, le reste de vos habitudes sont tout aussi mauvaises. Les participants n'étaient pas tenus de mentionner les problèmes de santé, l'embonpoint, les antécédents médicaux personnels et familiaux, fumeurs ou non ou tout autre facteur qui pouvait influencer la santé ou augmenter les risques de développer un cancer.

Pour ce qui est des protéines et les gains de masse musculaire extrême ou bien que l'excès de protéine sera stocké en gras ne peut être plus loin de la vérité. Il a été démontré lors d'une recherche[xxviii] récente que manger 4,4 grammes par kilo de poids corporel n'avait aucun effet néfaste sur le corps. L'étude avait comme but principal de démontrer que consommer 5,5 fois la recommandation de protéines n'a pas d'effet sur la composition corporelle chez les individus de résistance formés qui, autrement, maintenir le même régime d'entraînement . Ceci est la première étude interventionnelle démontrant que la consommation d'aliments hypercaloriques riches en protéines ne se traduit pas par une augmentation de la graisse corporelle.

Alors, pour ceux qui ont peur de manger plus de protéines, cela apaisera vos peurs. Cependant, je suggère toujours de prendre entre 0,5 et 1 gramme par livre de poids chez la femme active et 1 à 2 grammes par livre de poids corporel chez l'homme actif.

La règle est simple, mais ne vous arrêtez pas toujours à celle-ci. Comme vos entraînements, des changements doivent être effectués périodiquement avec votre nutrition. Y a-t-il des recherches pour supporter mes dires? Aucune idée. L'expérience me l'a dictée maintes fois. Lorsque tout semble stagner et qu'aucun résultat ne se montre le bout du nez, l'expérience m'a toujours dit de provoquer le système soit par un changement de quantité/fréquence des protéines, glucides et/ou gras. Il n'y a pas seulement l'exercice qui peut provoquer des changements physiques; l'alimentation joue un rôle encore plus important.

Comment savoir si vous devez changer vos quantités de protéines, glucides et/ou gras? Encore une fois, l'expérience vous le dira. Voilà l'importance de tenir un journal et de mesurer souvent vos résultats. Pour confirmer qu'un plan vous apporte des résultats concrets, il faut le garder au moins 3 à 4 semaines avant d'effectuer tout changement. Par contre, il ne faut pas changer plus de 2 ou 3 éléments, car comment pourrez-vous savoir quoi ou ce qui n'a pas fonctionné? La patience est mère de toutes les vertus. Prenez des notes et apprenez de vos erreurs.

Supplémentation

Voici ma philosophie quand vient le temps d'utiliser des suppléments alimentaires. Je les utilise rarement au tout début. Pourquoi? Je crois fermement qu'aucun supplément ne peut reproduire la synergie que la nature nous apporte avec une bonne alimentation. De plus, aucun supplément alimentaire ne fonctionnera s'il n'y a aucun effort volontaire effectué du côté alimentation tout comme personne ne peut arriver à surentraîner une mauvaise alimentation. Autrement dit, l'entraînement le plus intense ne pourra jamais surpasser une mauvaise alimentation et continuer de vous donner des résultats.

Prenez quelqu'un qui ne mange pratiquement pas de légumes, ou bien qui mange à la fontaine de Jouvence pas plus que 4 semaines[60]. Sans exagération, le corps recommencera à maximiser la détoxification et l'excrétion des toxines, il réparera les tissus endommagés et entamera les travaux de réparations majeurs, il aura plus d'énergie à consacrer aux tâches plus importantes telles que concentration et donnera plus d'énergie aux muscles lors d'efforts musculaire et donnera un meilleur rendement cardiovasculaire lors de ces derniers.

Après quelques semaines, certains symptômes s'estomperont et d'autres deviendront de plus en plus présents et c'est à ce moment que les suppléments ont leur utilité. Encore une fois, l'individualisation est la clé. Chaque personne nécessite une approche et un protocole bien a elle. Il ne faut pas sous-estimer la puissance des suppléments. Je connais trop de personnes qui investissent dans les suppléments, pour ne pas dire une tonne de suppléments, pour absolument rien, si ce n'est que parce que leurs amis ont pris un certain produit qui les a aidés.

Informez-vous le mieux possible sur les suppléments que vous désirez utiliser. Ne prenez pas non plus la qualité à la légère. Si le produit est peu dispendieux, dites-vous que le produit n'est sûrement pas de bonne qualité. Prenez par exemple les huiles de poisson. La plupart des huiles de poisson proviennent d'un élevage de piètre qualité, et trop souvent de sols contaminés. Elles seront moins coûteuses, car l'importation sera

---

[60] Oui, 4 semaines seulement. Il commencera à sentir une différence sur le plan de l'énergie, de la concentration et de la motivation. Soyons tout de même franc, pire était la condition physique, plus de temps cela prendra. Nous ne sommes tout de même pas magiciens ni charlatans.

meilleur marché que les huiles de qualité provenant des pays nordiques où les huiles et l'élevage des poissons est de qualité nettement supérieure, d'où leur coût plus élevé. Par contre, en désirant améliorer votre santé, préféreriez-vous consommer des suppléments de piètre qualité et risquer d'aggraver votre état ou même de dépenser votre argent durement gagné sur des suppléments qui ne vous donneront absolument rien en retour? Pensez-y bien.

Lorsque vient le temps de se servir de suppléments, faites-le avec une alimentation hors pair et ne manquez pas votre coup. Faites-le une fois et si tout va bien, vous ne devriez pas recommencer comme la plupart des gens au mois de janvier. Les conseils d'un naturopathe ou d'un entraîneur qualifié vont vous donner un retour sur votre investissement. Lorsque vous entreprenez un nouveau mode de vie, des changements d'habitudes et/ou un nouveau plan de conditionnement physique, faites-le comme si c'était la dernière fois. Faites-le comme si vous n'aviez qu'une seule chance.

« Trouvez votre 'pourquoi' ». Pourquoi devriez-vous vous mettre en forme, donnez-vous un but ultime et ne vous arrêtez à rien. Faites-le une seule fois, et faites-le comme si votre vie en dépendait. » — Eric

Avec les années, j'ai reçu et donné plusieurs conseils au sujet de la nutrition et en supplémentation. Voici ceux dignes de mention qui, je crois, pourront vous aider à maximiser votre santé.

Nutrition supplémentation pré/post entraînement

Les buts dictent la fonction du repas post entraînement. Le meilleur temps pour maximiser la récupération musculaire est immédiatement après l'entraînement. Pourquoi la popularité des fameux « shake » de protéines après de durs entraînements? En général, la supplémentation en protéines pré et post-entraînement augmente la performance physique, la récupération, la masse maigre, l'hypertrophie musculaire les gains de forces, cependant, ils diffèrent en fonction du type de protéines et des quantités.

La majorité des écoles de pensées s'entendent pour dire que la fenêtre idéale pour maximiser la récupération est à l'intérieur d'une heure après l'entraînement. C'est à dire, pour favoriser la récupération, un repas ou « shake » devrait être consommé à l'intérieur d'une heure après l'entraînement. Pour maximiser encore plus vos gains en hypertrophie et en force, plusieurs recherches ont démontré qu'un shake pré et post entraînement avec proportion égale de protéines/créatine/glucose[xxix].

Pour ceux qui désirent perdre du gras, la meilleure option pour quelques semaines seulement par contre, est de s'éloigner des glucides après les entraînements pour forcer le corps à puiser dans les réserves de gras comme énergie. L'erreur la plus commune est de complètement éliminer les glucides. Lorsque les poids stagnent et l'énergie se fait rare lors des entraînements, je commence à ajouter des glucides autour des entraînements pour permettre au corps de continuer de fournir du glycogène musculaire pour soutenir les entraînements qui sont de plus en plus difficiles. Bon pour le moral des soldats et le corps ne passera pas en mode survie en essayant de bloquer les progrès et le bon déroulement des entraînements.

Avant les entraînements, il existe plusieurs protocoles. De façon simple, un repas contenant des glucides complexes, de la protéine et un peu de gras fera le travail. Avoir une glycémie stable pendant l'entraînement est absolument nécessaire pour un entraînement efficace et c'est pourquoi un repas équilibré saura livrer la marchandise.

Pour une bonne récupération, la nutrition post entraînement diffère d'un individu à l'autre. La règle de base est de consommer de la protéine. Généralement, le plus rapidement possible le mieux ce sera. Alors, le shake de protéine traditionnel sera l'option numéro 1 de tous étant donné son côté pratique et est une des meilleures façons de nourrir le muscle immédiatement après l'entraînement. Pour ceux qui préfèrent une alternative moins coûteuse, un repas avec protéines et glucides simple comme du riz basmati ou patate douce sauront remplir les réserves d'énergie et favoriser la récupération tout autant que les shakes de protéines.

Pour l'hypertrophie, plusieurs recherches révèlent qu'un shake post entraînement contenant à parts égales protéine-hydrates de carbone-créatine[xxx] maximise le développement de la masse musculaire[xxxi]. Souvent, j'ai rencontré des personnes qui ont de la difficulté à prendre de la masse musculaire, communément appelé les « hard gainers ». Pour ce type de personne, le sucre rapide dans les repas post entraînement est primordial pour un transport rapide vers la fibre comme glycogène musculaire et avec l'aide de la créatine, il peuvent voir du progrès rapidement.

Hydratation

Un facteur très important, mais souvent négligé est une bonne hydratation. Boire de l'eau est primordial pour le bon fonctionnement, non seulement des muscles, mais du corps en général. Une mauvaise hydratation peut nous faire perdre d'importants minéraux et peut grandement affecter nos performances. Pour bien s'hydrater, nous devons boire avant, pendant et après l'exercice ou l'activité. La quantité de liquide dont nous avons besoin dépend de nombreux facteurs, y compris l'âge et la taille. De deux à trois heures avant une activité, il est suggéré de boire de 400 mL à 600 mL d'eau froide minimum. Pendant l'activité sportive, de 150 mL à 300 mL de liquides toutes les 15 à 20 minutes. Si l'événement dure moins d'une heure, l'eau suffit[xxxii].

S'il est plus long ou a lieu par temps chaud et humide, il est recommandé aux athlètes de boire des boissons sportives contenant 6 % de glucides et de 20 mEq/L à 30 mEq/L de chlorure de sodium pour remplacer les réserves d'énergie et les pertes liquidiennes et électrolytiques [xxxiii,xxxiv]. Chez les sportifs, prendre des boissons additionnées d'électrolytes et de glucides promeut une bonne récupération, mais pour les non-athlètes, l'ingestion régulière de boissons sportives contenant des glucides favorise l'absorption excessive de calories et accroît ainsi le risque d'embonpoint et d'obésité, de même que la carie dentaire. C'est donc à éviter.

Pour la population générale, une bonne hydratation est toute aussi importante et pour les mêmes bonnes raisons. Concentration, digestion, élimination et tout ce que le corps demande comme minéraux, l'eau lui donnera. La recommandation générale pour la quantité à boire est de 1 à 2 litres par jour chez la femme et de 2 à 3 litres par jour chez l'homme, et il faut prendre en considération le gabarit de la personne et ajuster en conséquence bien sûr.

Boisson énergétique et « fat burners » ou « brûleurs de gras »

Vous croyez aux phrases de leurs publicités tel que « Ce brûleur de gras vous fera sentir comme si vous habitez en enfer » ou bien « Votre voisin sentira votre métabolisme brûler du gras de sa maison tellement que vous en brûlerez » . Ces publicités attirent tellement l'attention qu'elles donnent le goût d'en acheter une caisse sur-le-champ.

Le problème avec ces brûleurs de graisses est l'effet d'usage à long terme. J'ai rarement vu des résultats à long terme avec les utilisateurs, même que souvent, lorsqu'ils arrêtent de les utiliser, ils ont tous les symptômes d'une dépression et la motivation prend le champ.

Vous avez toujours l'impression que les premiers entraînements sont meilleurs, que l'énergie est beaucoup plus présente. Par contre, après 2 à 3 semaines, l'effet d'adaptation commence à se montrer le bout du nez. Dans 99 % du temps, vous allez décider d'augmenter vos doses de ce brûleur de gras et les choses se gâteront. Vous allez développer des problèmes de sommeil, aurez des sautes d'humeur, un gain de poids, une déshydratation, une perte d'appétit et j'en passe. Il faut mentionner que la plupart de ces produits contiennent un type de coupe-faim, ce qui est l'une des pires choses à consommer et à faire pour votre métabolisme.

« La teneur en caféine de ces boissons énergisantes peut varier énormément. Certaines peuvent même avoir l'équivalent de 14 canettes de Coca-cola, ce qui est rarement indiqué et seulement quelques-unes ont une étiquette d'avertissement contre le risque d'une surdose de caféine. »

-Roland Griffiths, Ph.D. Journal of drug and alcohol dependence (Sept.08)

Le chiffre d'affaires annuel de l'industrie des boissons énergisantes s'établit à 5,6 milliards de dollars, avec une croissance hallucinante de 55 % par année. Sa principale cible est les adolescents qui sont, à mon avis, les plus vulnérables. Cette attirance est peut-être due au fait que ces canettes ont des noms débiles comme Rockstar, NoFear, Adrenaline Rush et Full Throttle. Tout pour plaire à une génération de plus en plus fatiguée et en manque de sensations fortes. Plus de 30 % des consommateurs de boissons énergisantes ont de nombreuses baisses d'énergie au cours de leurs semaines et 20 % ont avoué avoir eu des palpitations après avoir bu une de ces boissons.

Malheureusement, la solution à votre manque d'énergie ne se trouve pas dans une canette. Tout commence, encore une fois, par vos habitudes et votre mode de vie. Si vous n'arrivez pas à vous lever le matin avec l'énergie nécessaire pour affronter la journée, vous avez peut-être besoin de vous coucher plus tôt. Ou votre petite grignotine (lire pinte de crème glacée) avant le dodo est le plus gros problème.

Les repas triches

Ah, les repas triches, souvent sous-estimés, mais trop de fois exagérés. Soit que la seule pensée de ce repas très attendu nous fait engraisser ou que la notion du repas triche devient une fête foraine ou tout est permis.

Premièrement, ce repas doit être mérité, c'est-à-dire, il faut presque pousser le corps à en avoir besoin. Après quelques semaines d'entraînement intense et un régime à faible teneur en glucides, le corps a besoin de remplir ses réserves de glycogène musculaire. La petite pause de glucides a su faire la différence sur comment votre corps peut gérer les excès de glucides tels que les repas triches. Avec une mauvaise alimentation et les excès quotidiens en glucides, le pancréas devient résistant et produit moins d'insuline pour bien gérer les glucides. Alors le corps stocke l'excès en graisse et le début d'une cascade de problèmes hormonaux commence.

Mais lorsqu'une pause de quelques semaines survient et que le pancréas prend un peu de répit, il y aura un retour à la normale, le corps pourra mieux gérer l'excès de glucides en envoyant le nécessaire aux muscles pour remplir les réserves de glycogènes qui ont été vidées lors des entraînements et la diète avec un minimum de glucides.

Alors, lorsque vous pensez au repas triche, gardez ceci en tête. Il faut le mériter. Ensuite, prenez votre repas régulier et ce dont vous avez vraiment le goût. Par exemple, votre entraîneur vous donne des repas équilibrés, mais vous donne le droit de tricher un repas par semaine. Je vous suggère de garder le repas normal et ajouter une chose que vous désirez le plus, préférablement des glucides[61]. La plupart des gens optent pour le bon vieux chocolat. Par contre, le choix et la qualité des sucreries y est pour beaucoup. Prendre un gâteau Vachon (même si ce sont les meilleurs) peut-être la moins bonne option pour ceux qui ont une intolérance au gluten. J'opte toujours pour le chocolat noir à 85 %, et non, pas la barre au complet, mais bien 2-3 morceaux que l'ont mange et déguste tranquillement.

Les repas triches ont un effet aussi psychologique qui influence le cheminement de façon positive. Lâcher prise aide le moral et donne de l'espoir, une sorte de récompense. Je ne crois pas que c'est nécessairement sain de se récompenser avec des aliments, surtout de la malbouffe, sauf pour ceux qui ne s'y attachent pas trop et qui ne tomberont pas dans l'effet boule de neige. Je le vois comme une petite pause qui nous permet de nous souvenir pourquoi nous faisons tant d'efforts et que tout ces efforts en valent la peine, jusqu'à maintenant, même si la route est encore longue.

---

[61] Il faut faire attention, car ce n'est pas toutes les triches qui donnent les mêmes résultats, et peuvent même les empêcher. Les fritures et aliments riche en gras n'ont pas le même effet et ont souvent une lourde charge sur le système digestif.

CHAPITRE 8
PASSONS À L'ACTION

Il ne faut s'attacher avec outrance ni à des armes ni à des outils. Excès, insuffisance sont pareils. Inutile d'imiter les autres. Possédez les armes et les outils qui sont à votre portée. Que l'on soit officier ou simple soldat, il n'est pas bien d'aimer certaines choses et d'en haïr d'autres. Méditez bien sur ce sujet. –Miyamoto Musashi

Maintenant que vous avez tous (ou presque) les outils pour entamer le processus sérieux vers une santé de fer et une forme physique exemplaire, il est grand temps de passer à l'action. Vous devez avoir posé ce livre quelquefois sur la table afin de bien digérer le contenu et peut-être, essayer quelques petits trucs et astuces dans votre quotidien et je suis convaincu que vous avez peut-être déjà remarqué une différence.

Guerriers ou non, tous devraient traiter leurs corps comme un temple, avec respect et dignité absolus, car vous n'en avez qu'un. Comme les anciens guerriers, ou mes amis agents de protection rapprochés, ils devaient composer avec l'environnement et la situation dans lesquels ils se trouvaient. Je vous garantis que vous aurez à le faire aussi, du mieux que vous le pouvez. Vous aurez à vous débrouiller, à continuer même si vous ne voyez aucun résultat, à préparer vos repas d'avance et de peut-être même refuser des sorties ou évènements pour ne pas déroger de votre plan. Ce ne sera que temporaire, ne serait-ce que pour atteindre un de vos objectifs.

Pour ceux qui ne peuvent tout sacrifier ce qu'ils sont pour ce qu'ils désireraient devenir, ce n'est pas la fin du monde, mais compassion et entraide l'exigent. Ce n'est pas parce que vos amis ont plus de volonté que vous, que vous devez tester à quel point leur volonté est forte. Si vous ne pouvez qu'appliquer qu'une habitude de ce livre, ainsi soit-il! Ça ne fait pas de vous une mauvaise personne! Bien au contraire, peut-être que ce n'est que LA seule habitude qui vous propulsera vers de nouveaux horizons et défis.

Par contre, je ne veux pas que vous déposiez ce livre comme vous l'avez fait avec les autres. L'action est la fondation de la force, une force de vivre, une force physique, de caractère et d'esprit. Commencez à appliquer les principes et habitudes que vous venez de lire immédiatement, même si ce n'est qu'un ou deux. Il y en a sûrement qui vous ont interpelé, qui vous ont fait arrêter et réfléchir un moment.

Vous n'avez pas le temps de déjeuner le matin, car tous ceux qui marchent dans vos souliers ne peuvent trouver le temps? Prouvez-leur le contraire. Ils vous regardent bizarrement lorsque vous mangez votre steak le matin? On s'en fout! La majorité des gens auront un problème avec vos changements d'habitudes, car ils n'ont pas la volonté de le faire et au lieu de vous complimenter et de s'élever à votre niveau, ils prendront tous les moyens pour vous décourager et vous emmener à leurs niveaux.

Vous ne devrez pas arrêter de vivre pour autant. Vous serez capable de sortir et de profiter d'une vie sociale avec vos amis sans pour autant détruire votre santé. J'aime toujours voir quelques hurluberlus définir leur masculinité par la quantité d'alcool qu'ils sont capables d'ingurgiter pendant une soirée. C'est le comble de la stupidité. Bien plus facile de boire comme un petit perdu pour oublier tous les tracas de la vie quotidienne au lieu de régler les problèmes et faire face à la musique, mais ce n'est que mon humble opinion. Ce n'est que la « pussyfication » (en l'absence d'un meilleur terme francophone) de l'homme de la prochaine génération. Je me souviens d'un temps lorsque quelqu'un voulait définir l'homme, une image telle que celle d'Arnold Schwarzenegger nous venait à l'esprit. Maintenant, Justin Bieber est le « poster boy ». Très décourageant à mon avis.

Je crois aussi qu'il s'agit d'un manque de courage et de persévérance de la part de population en général et l'attitude envers l'effort physique (ou mental) en soi et ça ne date pas d'hier. Voici une citation datant du 18ᵉ siècle du docteur Kyoan, tiré du livre Hagakure de Yamamoto Tsunemoto.

« En médecine, on distingue hommes et femmes en vertu des principes du Yin et du Yang ; par conséquent les traitements médicaux sont fondamentalement différents. Leur pouls est d'ailleurs différent également. Toutefois, au cours des cinquante dernières années, le pouls des hommes est devenu identique à celui des femmes.

Lorsque j'essaie d'appliquer à mes patients mâles les soins prévus à leur intention, je n'obtiens aucun résultat. Le monde est, en effet, en train d'aborder une période de dégénérescence; les hommes perdent leur virilité et ressemblent de plus en plus aux femmes. C'est une conviction inébranlable que j'ai acquise au cours de mon expérience personnelle et que j'ai décidé de ne pas ébruiter. Depuis, n'oubliant jamais cette réflexion, quand je regarde les hommes d'aujourd'hui, je me dis : "Tiens, tiens, voilà un pouls féminin". Je ne rencontre pratiquement jamais ce que je nomme un homme véritable.

C'est d'ailleurs pour cette raison qu'il est possible, de nos jours, d'exceller et d'accéder à une position importante avec un moindre effort. Les hommes deviennent lâches et faibles, la preuve en est que rares sont ceux qui ont, aujourd'hui, l'expérience d'avoir tranché la tête d'un criminel aux mains liées derrière le dos. Quand il leur est demandé d'être l'assistant de celui qui va se suicider rituellement, la plupart considèrent qu'il est plus habile de se défiler et invoquent des excuses plus ou moins valables. Il y a seulement quarante ou cinquante ans, on considérait la blessure dans un combat comme une marque de virilité. Une cuisse sans cicatrice était un signe tellement rédhibitoire de manque d'expérience que personne n'aurait osé la montrer telle quelle, préférant plutôt s'infliger une blessure volontaire.

On attendait des hommes qu'ils aient le sang bouillant et soient impétueux. Aujourd'hui, l'impétuosité est considérée comme une ineptie.

Les hommes de nos jours utilisent l'impétuosité de leur langue pour fuir leurs responsabilités et ne faire aucun effort.

J'aimerais que les jeunes gens réfléchissent sérieusement à cet état de choses. »

Que ce soit par les nombreux xéno-estrogènes qui nous affectent quotidiennement ou les problèmes hormonaux engendrés par nos mauvaises habitudes, nous devons, autant les hommes que les femmes, prendre notre santé au sérieux, car non seulement nous influençons le quotidien de nos vieux jours, mais nous avons un effet sur nos enfants et sur les prochaines générations. Nous leur donnons un code génétique, un code qu'ils devront gérer et nourrir tous les jours pour maximiser leurs performances. C'est notre responsabilité de voir si nous leur rendrons la tâche facile ou nettement plus difficile.

Votre but ultime pour aider les prochaines générations est de trouver ce qui peut améliorer votre santé et bien-être général. Comme j'ai réussi à faire et éduquer mes clients comme mon amie Mary l'avocate, Brodeur ou les autres quelques exemples de ce livre, vous aurez à choisir une des habitudes et surtout, trouver celle qui peut en influencer d'autres. La seule façon de faire est d'être honnête avec vous-même et de passer aux actes. Vous aurez sûrement la petite voix dans votre tête, qui vous incitera à prendre le chemin où il y a le moins de résistance, la route la plus facile. Ignorez cette petite voix le plus rapidement possible. Vous voyez, notre cerveau se fout éperdument de vos buts; tout ce qu'il désire est de faire le plus vite et facilement possible, alors qu'aucune grande réalisation n'a pu être accomplie en restant assis confortablement sur son divan. Tout le monde aimerait avoir une Ferrari ou une Lamborgini, mais pourquoi comparativement à Lexus ou Toyota, ne voyons-nous pas d'annonces d'automobile de luxe comme Ferrari à la télévision? Car ils savent très bien que ceux qui désirent obtenir une voiture de rêve comme celle-ci ne passent pratiquement pas de temps devant la télévision; ils travaillent durement pour l'obtenir.

J'espère de tout cœur que Le Code vous aidera à gagner un certain contrôle sur votre santé et même votre vie en général! Il est primordial à mon avis d'avoir le contrôle de nos désirs et de nosrêves, et de ne pas seulement espérer, mais bien d'obtenir nos désirs les plus chers. Chaque cellule de notre corps est constamment en mode préservation. Elle associe le changement à un stress et ne fait aucune distinction entre le bon et le mal, ce n'est tout simplement qu'un stress. Un mauvais stress est généralement sur une période prolongée suivie d'un impact négatif du coté physique et/ou mental, mais un stress positif, lui, est souvent de courte durée et se termine qu'avec un effet calmant sur l'organisme et avec ce, vient souvent une dose d'adrénaline qui nous rend un peu accros.

Voici le début d'une merveilleuse aventure qui, je l'espère, sera la vôtre. Une fois que vous aurez mis le pied hors de votre zone de confort et aurez assimilé rapidement l'effet de sortir de votre zone de confort, vous deviendrez accro. Vous en voudrez plus, même si vous n'êtes pas complètement certain de vouloir vous y aventurer définitivement.

C'est à ce moment que le matin venu, vous chercherez à retrouver une dose d'adrénaline, aussi petite quel soit, vous y parviendrez et vous ne regarderez plus jamais en arrière. Vous voudrez toujours sentir cette sensation de haute performance, tout devient plus facile, des entraînements incroyables, des journées de travail plaisantes même motivantes. Vous aurez encore plein d'énergie pour aller socialiser ou jouer avec vos enfants à l'extérieur, qui dernièrement, était devenu une tâche et non un plaisir. Vous voulez être l'amant que votre conjoint mérite, plein d'amour et d'attention, et non seulement pour sortir les déchets et payer les comptes de taxes. Vous vous sentirez soudainement en vie et aimerez chaque minute de la journée. Mon simple désir est de vous faire prendre le contrôle de votre vie et commencer à vivre le restant de votre vie de la façon dont vous le méritez!

« Votre temps est limité, ne le gâchez pas en menant une existence qui n'est pas la vôtre. Ne soyez pas prisonnier des dogmes qui obligent à vivre en obéissant à la pensée d'autrui. Ne laissez pas le brouhaha extérieur étouffer votre voix intérieure. Ayez le courage de suivre votre cœur et votre intuition. L'un et l'autre savent ce que vous voulez réellement devenir. Le reste est secondaire. » — Steve Jobs

À PROPOS DE L'AUTEUR

Eric Falstrault a obtenu la certification PICP niveau 5 (Poliquin International Cerftication Program), est entraîneur, naturopathe, thérapeute du sport ainsi que président et fondateur de Bodhifit. Il compte plus de 20 ans d'expérience en entraînement et en nutrition sportive de haute performance. Il habite à Montréal avec sa femme Cristina et ses deux enfants, Emily et Matthew.

Références

[i] Lally, P., van Jaarsveld, C. H. M., Potts, H. W. W. and Wardle, J. (2010), How are habits formed: Modelling habit formation in the real world. Eur. J. Soc. Psychol., 40: 998–1009. doi: 10.1002/ejsp.674

[ii] Titarenko (M. L.), *Kitaiskaia Filosofiia : Entsiklopedicheskii Slovar*, Institut Dalnego Vostoka (Rossiiskaia akademiia nauk), éditions Mysl, 1994. (ISBN 5-244-00757-2)

[iii] Pesta DH, Samuel VT. A high-protein diet for reducing body fat: mechanisms and possible caveats. NutrMetab (Lond). 2014 Nov 19;11(1):53. doi:10.1186/1743-7075-11-53. eCollection 2014. Review. PubMed PMID: 25489333; PubMed Central PMCID: PMC4258944.

[iv] Leidy HJ, Ortinau LC, Douglas SM, Hoertel HA. Beneficial effects of a higher-protein breakfast on the appetitive, hormonal, and neural signals controlling energy intake regulation in overweight/obese, "breakfast-skipping,"late-adolescent girls. Am J ClinNutr. 2013 Apr;97(4):677-88. doi:10.3945/ajcn.112.053116. Epub 2013 Feb 27. PubMed PMID: 23446906; PubMed Central PMCID: PMC3718776.

[v] Esplugues JV, Barrachina MD, Beltrán B, Calatayud S, Whittle BJR, Moncada S. Inhibition of gastric acid secretion by stress: A protective reflex mediated by cerebral nitric oxide. *Proceedings of the National Academy of Sciences of the United States of America*. 1996;93(25):14839-14844.

[vi] Kopishinskaya SV, Gustov AV. [Gluten migraine]. Zh Nevrol Psikhiatr Im S S Korsakova. 2015;115(8):13-17. Russian. PubMed PMID: 26356609.

[vii] van den Broeck HC, de Jong HC, Salentijn EM, Dekking L, Bosch D, Hamer RJ, Gilissen LJ, van der Meer IM, Smulders MJ. Presence of celiac disease epitopes in

modern and old hexaploid wheat varieties: wheat breeding may have contributed to

increased prevalence of celiac disease. Theor Appl Genet. 2010

Nov;121(8):1527-39. doi: 10.1007/s00122-010-1408-4. Epub 2010 Jul 28. PubMed

PMID: 20664999; PubMed Central PMCID: PMC2963738.

[viii] de Lorgeril M, Salen P. Gluten and wheat intolerance today: are modern wheat strains involved? Int J Food Sci Nutr. 2014 Aug;65(5):577-81. doi:10.3109/09637486.2014.886185. Epub 2014 Feb 13. PubMed PMID: 24524657.

[ix] Samsel, Anthony, and Stephanie Seneff. "Glyphosate, Pathways to Modern Diseases II: Celiac Sprue and Gluten Intolerance." *Interdisciplinary Toxicology* 6.4 (2013): 159–184. *PMC*. Web. 21 Sept. 2015.

[x] Samsel, Anthony; Seneff, Stephanie. 2013. "Glyphosate's Suppression of Cytochrome P450 Enzymes and Amino Acid Biosynthesis by the Gut Microbiome: Pathways to Modern Diseases." *Entropy* 15, no. 4: 1416-1463.

[xi] Samsel A, Seneff S. Glyphosate, pathways to modern diseases II: Celiac sprue and gluten intolerance. *Interdisciplinary Toxicology*. 2013;6(4):159-184. doi:10.2478/intox-2013-0026.

[xii] Katayose Y, Tasaki M, Ogata H, Nakata Y, Tokuyama K, Satoh M. Metabolic rate and fuel utilization during sleep assessed by whole-body indirect calorimetry. Metabolism. 2009 Jul;58(7):920-6.

[xiii] Mischler I, Vermorel M, Montaurier C, Mounier R, Pialoux V, Pequignot JM, Cottet-Emard JM, Coudert J, Fellmann N. Prolonged daytime exercise repeated over 4 days increases sleeping heart rate and metabolic rate. Can J Appl Physiol. 2003 Aug;28(4):616-29.

[xiv] Zhang K, Sun M, Werner P, Kovera AJ, Albu J, Pi-Sunyer FX, Boozer CN. Sleeping metabolic rate in relation to body mass index and body composition. Int J Obes Relat Metab Disord. 2002 Mar;26(3):376-83.

[xv] Micha R, Rogers PJ, Nelson M. Glycaemic index and glycaemic load of breakfast predict cognitive function and mood in school children: a randomised controlled trial. Br J Nutr. 2011 Nov;106(10):1552-61. doi: 10.1017/S0007114511002303. Epub 2011 Jun 8. PubMed PMID: 21736777.

[xvi] Leidy HJ, Ortinau LC, Douglas SM, Hoertel HA. Beneficial effects of a higher-protein breakfast on the appetitive, hormonal, and neural signals controlling energy intake regulation in overweight/obese, "breakfast-skipping,"late-adolescent girls. Am J ClinNutr. 2013 Apr;97(4):677-88. doi:10.3945/ajcn.112.053116. Epub 2013 Feb 27. PubMed PMID: 23446906; PubMed Central PMCID: PMC3718776.

[xvii] Pesta DH, Samuel VT. A high-protein diet for reducing body fat: mechanisms and possible caveats. NutrMetab (Lond). 2014 Nov 19;11(1):53. doi:10.1186/1743-7075-11-53. eCollection 2014. Review. PubMed PMID: 25489333; PubMed Central PMCID: PMC4258944

[xviii] Silins I, Högberg J. Combined Toxic Exposures and Human Health: Biomarkers of Exposure and Effect. *International Journal of Environmental Research and Public Health*. 2011;8(3):629-647. doi:10.3390/ijerph8030629.

[xix] Eliot MARSHALL, « Scientists endorse ban on antibiotics in feeds », Science, vol. 222, 11 novembre 1983, p. 601.

[xx] Vingren JL, Kraemer WJ, Ratamess NA, Anderson JM, Volek JS, Maresh CM.Testosterone physiology in resistance exercise and training: the up-stream regulatory elements. Sports Med. 2010 Dec 1;40(12):1037-53. doi:10.2165/11536910-000000000-00000. Review. PubMed PMID: 21058750.

[xxi] Björntorp P. The regulation of adipose tissue distribution in humans. Int J, Obes Relat Metab Disord. 1996 Apr;20(4):291-302. Review. PubMed PMID: 8680455.

[xxii] Office of the Surgeon General (US). Bone Health and Osteoporosis: A Report of the Surgeon General. Rockville (MD): Office of the Surgeon General (US); 2004. 6, Determinants of Bone Health. Available from: http://www.ncbi.nlm.nih.gov/books/NBK45503/

[xxiii] Leong DP et al. Prognostic value of grip strength: findings from the Prospective Urban Rural Epidemiology (PURE) study. The Lancet. 2015.

[xxiv] Scherbov S and Sanderson WC. Measuring the Speed of Aging across Population Subgroups. PLOS ONE. 2014.

[xxv] Halperin I, Vigotsky AD. The mind-muscle connection in resistance training: friend or foe? Eur J Appl Physiol. 2016 Apr;116(4):863-4. doi: 10.1007/s00421-016-3341-y. Epub 2016 Feb 20. PubMed PMID: 26896956.

[xxvi] Ranganathan VK, Siemionow V, Liu JZ, Sahgal V, Yue GH. From mental power to muscle power- gaining strength by using the mind. Neuropsychologia. 2004;42(7):944-56. PubMed PMID: 14998709.

[xxvii] Karp JR, Johnston JD, Tecklenburg S, Mickleborough TD, Fly AD, Stager JM. Chocolate milk as a post-exercise recovery aid. Int J Sport Nutr Exerc Metab. 2006 Feb;16(1):78-91. PubMed PMID: 16676705.

[xxviii] Antonio J, Peacock CA, Ellerbroek A, Fromhoff B, Silver T. The effects of consuming a high protein diet (4.4 g/kg/d) on body composition in resistance-trained individuals. J Int Soc Sports Nutr. 2014 May 12;11:19. doi: 10.1186/1550-2783-11-19. eCollection 2014. PubMed PMID: 24834017; PubMed Central PMCID: PMC4022420.

[xxix] Cribb PJ, Hayes A. Effects of supplement timing and resistance exercise on skeletal muscle hypertrophy. Med Sci Sports Exerc. 2006 Nov;38(11):1918-25. PubMed PMID: 17095924.

[xxx] https://examine.com/supplements/creatine

[xxxi] Cribb PJ, Williams AD, Hayes A. A creatine-protein-carbohydrate supplement enhances responses to resistance training. Med Sci Sports Exerc. 2007 Nov;39(11):1960-8. PubMed PMID: 17986903.

[xxxii] American Academy of Pediatrics, Committee on Nutrition and the Council on Sports Medicine and Fitness Sports drinks and energy drinks for children and adolescents: Are they appropriate? Pediatrics. 2011;127(6):1182–9.

[xxxiii] Meyer F, O'Connor H, Shirreffs SM. International Association of Athletics Federations. Nutrition for the young athlete. J Sports Sci. 2007;25(Suppl 1):S73–S82.

[xxxiv] Unnithan VB, Goulopoulou S. Nutrition for the pediatric athlete. Curr Sports Med Rep. 2004;3(4):206–11.

www.ingramcontent.com/pod-product-compliance
Lightning Source LLC
Chambersburg PA
CBHW062007280526
45787CB00005B/2005